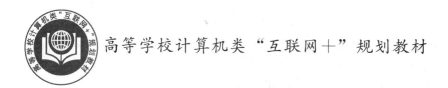

高等学校计算机类"互联网＋"规划教材

医学计算机应用基础实践教程

主　编　冯　静　殷佳林　马　莉

副主编　黄赛恩　苏　聪　习　丹

参　编　徐　健

北京邮电大学出版社

·北京·

内 容 简 介

本书立足于全国各大医学类高校计算机基础课程需求，紧跟国家计算机等级考试改革编写而成。全书共7章，内容包括 Windows 10 操作系统、Word 2016 文字处理、Excel 2016 电子表格、PowerPoint 2016 演示文稿制作、计算机网络基础、数据库技术基础、多媒体技术基础。

本书充分考虑医学类高校对计算机使用的特殊性和专业性，采用的实践案例大部分与医学相关，实用性强、内容丰富、条理清晰、易于掌握。本书可作为医学类高校大学计算机基础课程的实验教材，也可供其他读者学习计算机知识时使用。

图书在版编目（CIP）数据

医学计算机应用基础实践教程 / 冯静，殷佳林，马莉主编. --北京：北京邮电大学出版社，2021.8
（2024.7重印）

ISBN 978-7-5635-6437-8

Ⅰ.①医…　Ⅱ.①冯…②殷…③马…　Ⅲ.①计算机应用—医学—医学院校—教材　Ⅳ.①R319

中国版本图书馆 CIP 数据核字（2021）第 145510 号

策划编辑：苏国强　　责任编辑：张展华　　封面设计：广信达雅

出版发行：北京邮电大学出版社
社　　址：北京市海淀区西土城路 10 号（100876）
电话传真：010-82333010　62282185（发行部）　010-82333009　62283578（传真）
网　　址：www.buptpress3.com
电子邮箱：buptpress3@163.com
经　　销：各地新华书店
印　　刷：三河市骏杰印刷有限公司
开　　本：787 mm×1 092 mm　1/16
印　　张：7.5
字　　数：183 千字
版　　次：2021 年 8 月第 1 版
印　　次：2024 年 7 月第 5 次印刷

ISBN 978-7-5635-6437-8　　　　　　　　　　　　　　　　定价：26.00 元

前　　言

党的二十大报告提出"深入实施科教兴国战略、人才强国战略、创新驱动发展战略"。教材是人才培养的重要支撑，也是引领创新发展的重要基础。为了更好地服务于高水平、科技自立自强、拔尖创新人才的培养，编者对本教材进行了修订和完善，使教材内容与时代发展的要求同步。

随着计算机技术的迅速发展，计算机的应用已经遍及各个行业、各个领域。计算机科学技术与医学领域日益深刻的交叉融合，对未来医学领域从业人员的基础能力提出了新的要求。目前，医院越来越依赖医学信息化、计算机技术和网络化技术的支持和帮助，并不断影响与改变着传统的医疗模式。我国信息化建设面临着医学信息人才需求快速增长与现行医学工作者和医学院校学生的 IT 知识结构不合理的问题。因此，培养既具备医学专业知识，又具有一定计算机应用能力的智慧医疗时代的新医学人才正逐渐成为医学院校人才培养的基本要求，给医学院校的计算机基础课程的教学带来了新的挑战。计算机应用技术应紧密结合现代医学信息学理论与实际应用，与时俱进，反映计算机技术、互联网技术在医疗领域的新成果、新应用，激发学生的学习兴趣，拓展学生的知识面，努力培养医学生在医学领域的计算机应用能力，合理构建医学生的 IT 知识结构。

本书作为《医学计算机应用基础》一书的配套实践教程，以培养医学生"利用计算机技术解决医学应用中的实际问题"的核心能力为目标，围绕医学生在临床实践中经常遇到的实际问题设计教学案例，结合编者多年从事医学院校计算机基础课程教学经验编写而成，融合医学专业特色，重点突出计算机技术的医学应用，激发医学生学习计算机知识的兴趣。

本书由具有丰富教学经验的冯静、殷佳林、马莉、黄赛恩、苏聪、习丹、徐健等一线教师共同编写。全书共 7 章，建议学时数为 32～48，可根据实际教学学时数调整或取舍内容。

由于编者水平及时间所限，书中难免存在不足和错误，敬请读者批评指正。

编者
2021 年 4 月

目　录

第1章
Windows 10 操作系统

实验　Windows 10 基本操作

【实验目的】

(1) 熟悉 Windows 10 "开始"菜单。

(2) 掌握"开始"菜单的使用方法。

(3) 掌握任务栏的使用方法。

(4) 对桌面进行个性化设置。

(5) 掌握建立文件夹的方法。

(6) 掌握文件和文件夹的复制、移动、删除、恢复等操作。

(7) 熟悉文件和文件夹的搜索方法。

(8) 熟悉文件和文件夹的压缩存储和解压操作。

【实验内容】

1. 了解"开始"菜单

与其他版本相比，Windows 10 最直观的变化体现在"开始"菜单。如图 1.1 所示，"开始"菜单在屏幕左侧，由 3 部分组成，左边部分是关机和设置菜单，中间部分是"开始"主菜单，右边部分是"开始"屏幕。

(1) 打开"开始"菜单。单击"开始"图标或者按 Win 键都可以打开"开始"菜单。

(2) 关机与设置。"开始"菜单左边部分有电源菜单（关机、重启、睡眠），设置菜单（相当于以前版本中的控制面板，通过该菜单可以对硬件设备和用户环境进行设置）。

(3) "开始"主菜单。中间部分是"开始"主菜单，它包含了所有 Windows 10 系统安装的程序，以及用户安装的应用程序。这些程序按名称的起始英文字母和拼音首字母排列。

(4) "开始"屏幕。"开始"屏幕为常用程序区域，它由方形磁贴组成，这些磁贴是常用程序的启动快捷图标，用户可以快速添加或删除这些磁贴。

2. 应用程序的运行方式

在 Windows 10 下，应用程序运行方式有以下几种。

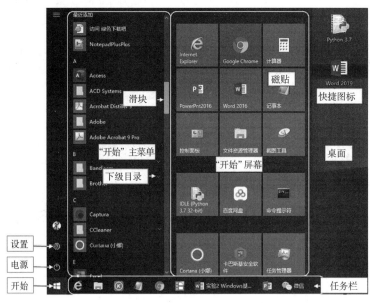

图 1.1 Windows 10 的"开始"菜单

（1）在"开始"主菜单中单击要运行的程序。

（2）在"开始"屏幕中单击要运行的程序磁贴。

（3）单击任务栏中要运行的程序快捷图标（见图 1.1）。

（4）双击桌面上要运行的程序快捷图标。

3. 在"开始"屏幕添加磁贴

可以将程序添加到"开始"屏幕、任务栏或桌面中，以方便程序快速运行。

（1）如图 1.2 所示，单击"开始"图标。

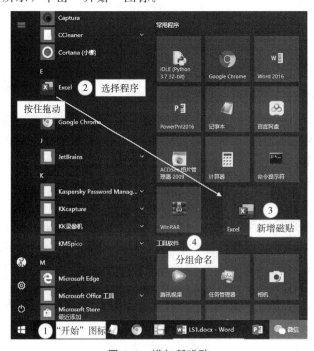

图 1.2 增加新磁贴

（2）在"开始"主菜单中找到需要添加的程序。

（3）将鼠标指针移动到程序的图标处，按住鼠标左键不放，将其拖动到"开始"屏幕的空白区域（没有磁贴的位置），可看到相应磁贴会自动插入合适的位置，然后松开鼠标左键，应用程序就会形成磁贴图标，并且磁贴会自动进行排列。

（4）也可以对新增加的磁贴进行分组，每个分组都可以重命名。

（5）如果不喜欢某个磁贴，可以选择关闭该动态磁贴。方法是：右击需要取消的磁贴，从弹出的快捷菜单中选择"从开始屏幕取消固定"命令即可。

4. 将程序图标固定到任务栏

（1）单击"开始"图标。

（2）在"开始"主菜单中找到需要添加到任务栏的程序。

（3）在程序图标上右击，从弹出的快捷菜单中选择"更多"→"固定到任务栏"命令即可。

由于任务栏长度有限，因此不要在任务栏放置太多的快捷图标（不超过 10 个图标为宜）。

5. 将程序图标添加到桌面

将图标放在桌面上可以快速访问经常使用的程序（或文件、文件夹），但过多的桌面图标也会使得桌面凌乱，而且影响系统的运行效率。用户可以添加或删除桌面上的图标。

快捷方式是项目（程序或文件等）的链接图标，而不是项目本身。双击快捷图标可以运行应用程序（或打开文件等）。删除快捷方式只会删除这个图标，并不会删除项目本身。

创建桌面快捷方式的步骤如下。

（1）单击"开始"图标。

（2）在"开始"主菜单中找到需要添加到桌面的程序，将鼠标指针移动到该程序的图标处，按住鼠标左键不放。

（3）将程序图标拖到桌面的合适位置，松开鼠标左键后，程序就会在桌面上形成快捷图标。

（4）可以根据需要修改桌面快捷图标的名称，这并不会影响程序的正常运行。

6. 任务栏常用操作

任务栏主要用来显示用户当前打开的程序窗口，以及系统后台已经运行的程序（见图 1.3）。用户可以对任务栏的程序进行快速启动、窗口切换、程序关闭等操作。单击任务栏的程序快捷图标即可打开对应的程序。

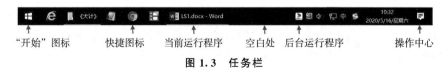

图 1.3　任务栏

（1）改变任务栏图标顺序。将鼠标指针移到任务栏的程序快捷图标处，按住鼠标左键不放，左右移动鼠标，将程序快捷图标放到合适位置后，松开鼠标左键即可。

（2）关闭后台运行程序。将鼠标指针移到任务栏程序快捷图标处，右击，在弹出的快捷菜单中选择"退出"命令即可。

（3）取消任务栏的快捷图标。将鼠标指针移到任务栏需要取消的程序快捷图标处，右击，在弹出的快捷菜单中选择"从任务栏取消固定"命令即可。

（4）快捷显示桌面。将鼠标指针移到任务栏空白处，右击，在弹出的快捷菜单中选择"显示桌面"命令即可。

7. 桌面个性化设置

Windows 10 的个性化设置就是使桌面具有独特的风格，用户使用比较舒适。个性化设置包含背景、颜色、锁屏界面、主题、开始、任务栏。按快捷键"Win+D"显示桌面，在桌面空白处右击，在弹出的快捷菜单中选择"个性化"命令。桌面个性化设置窗口如图 1.4 所示。

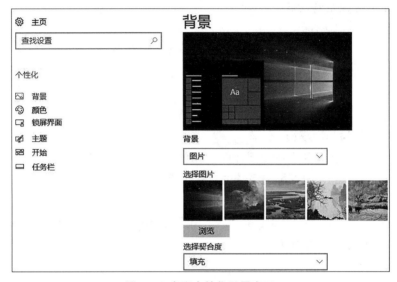

图 1.4　桌面个性化设置窗口

（1）背景设置的使用频率较高，在个性化设置窗口单击"背景"，可以设置单个图片、纯色和幻灯片模式。

（2）一般很少对颜色进行个性化设置。

（3）锁屏界面主要是对锁屏的图片和屏幕保护程序进行设置。

（4）"主题"集成了背景、颜色、声音、鼠标指针等设置，一般很少对这些进行个性化设置。

（5）"开始"菜单左侧上面为常用项目和最近添加项目，左侧下面为应用程序列表。"开始"菜单右侧用来固定应用磁贴或图标，方便快速打开应用程序。

（6）任务栏的功能是将常用程序固定到屏幕下方的任务栏中，方便用户日常使用。Windows 10 中将应用程序固定到任务栏的方法是：在"开始"菜单中右击某个应用程序，从弹出的快捷菜单中选择"更多"命令，单击"固定到任务栏"。

（7）Windows 10 的个性化设置主要是完善计算机使用的视觉偏好和习惯操作。对不同版本的 Windows 10，其个性化设置的方式略有区别。

8. 创建文件夹

对计算机中的文件分类存储前，首先需要在计算机指定磁盘中建立分类文件夹，并设置分类文件夹的名称。文件夹可以嵌套使用，即可以在文件夹中继续创建子文件夹，这样能更清晰地表示出文件结构，无论是存储还是浏览文件，都会更加直观。

（1）在 Windows 10 中，按快捷键"Win+E"打开"文件资源管理器"。

（2）选择"此电脑"，双击需要创建文件夹的磁盘 D 图标，如图 1.5 所示。

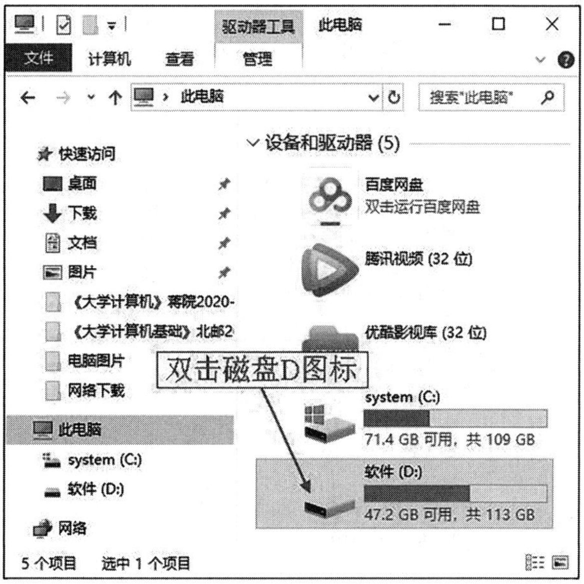

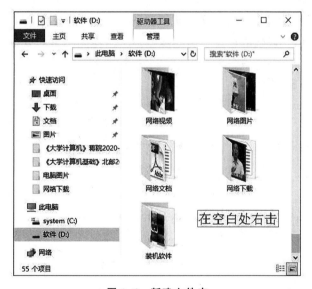

图 1.5　"此电脑"窗口

（3）如图 1.6 所示，在窗口右侧空白处右击。

图 1.6　新建文件夹

（4）在弹出的快捷菜单中选择"新建"→"文件夹"命令，输入"资料汇总"即可（见图 1.7）。

9. 搜索文件

建立好文件夹后，可以将计算机中指定的文件放到相应的文件夹中。可以通过"搜索"功能搜索符合条件的文件，然后通过复制功能将文件备份到指定文件夹中。

通配符是一种特殊符号，主要有星号和问号（*、?），它们用来模糊匹配文件名。在查找文件时，可以用它们代替一个或多个字符。当不知道文件名的全称或者懒得输入完整的文

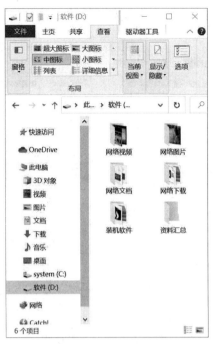

图 1.7 为文件夹命名

件名时，常常使用通配符代替一个或多个字符。如图 1.8 所示，在搜索栏输入"计算机 *.jpg"关键词时，就是搜索计算机中文件扩展名为".jpg"，文件名中包含"计算机"的所有文件。一个问号（?）仅代表一个字符，星号（*）匹配字符的数量不受限制。

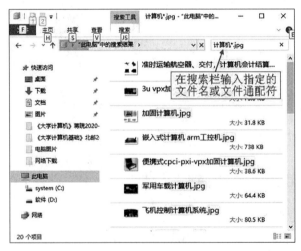

图 1.8 搜索文件

10. 复制全部文件

（1）在图 1.8 搜索到的文件中，单击第一个文件。

（2）按快捷键"Ctrl+A"选中搜索到的全部文件。

（3）按快捷键"Ctrl+C"将选中的文件复制到系统剪贴板。

（4）单击 D 盘，选择"资料汇总"文件夹，双击打开该文件夹。

（5）按快捷键"Ctrl+V"将选中的文件粘贴到该文件夹中。

11．复制部分文件

（1）在搜索到的文件中（见图 1.8），单击第一个需要复制的文件。

（2）按住 Ctrl 键不放，单击其他需要复制的文件。

（3）按快捷键"Ctrl＋C"将选中的文件复制到系统剪贴板。

（4）单击 D 盘，选择"资料汇总"文件夹，双击打开该文件夹。

（5）按快捷键"Ctrl＋V"将选中的文件粘贴到该文件夹中。

12．压缩文件和文件夹

（1）安装压缩软件，现在比较流行的压缩软件是 WinRAR。

（2）建立一个压缩包：选择要制作成压缩包的文件或文件夹，当然也可以多选，也就是按住 Ctrl 或 Shift 键后再选择文件或文件夹。

（3）选择完毕后，右击，在弹出的快捷菜单中选择"添加到压缩文件"命令，或直接添加为系统默认文件名的压缩文件。

13．压缩文件的解压

（1）如果只有一个压缩文件，就在该文件上右击，将文件解压到目标位置，默认在当前文件夹。

（2）如果压缩文件有多个分卷，就要把所有的压缩分卷下载完整，所有分卷必须在同一个文件夹内，然后双击解压任意一个分卷即可。

14．使用"库"管理视频文件

（1）在桌面上双击"此电脑"图标，打开资源管理器窗口，如图 1.9 所示。在该窗口中单击"查看"选项卡，然后单击"选项"按钮，弹出"文件夹选项"对话框。

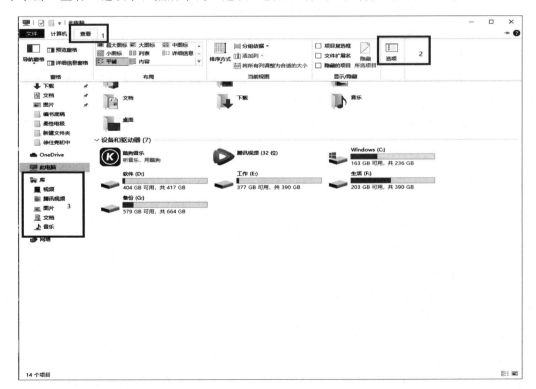

图 1.9　资源管理器中的"查看"选项卡及"选项"按钮

…

（2）单击"查看"选项卡，在"高级设置"区域勾选"显示库"复选框，单击"确定"按钮完成设置，如图 1.10 所示。此时，在资源管理器左侧导航窗格中即可看到"库"文件夹。

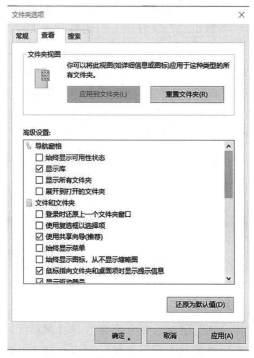

图 1.10　勾选"显示库"复选框

（3）右击"视频"，在弹出的快捷菜单中选择"属性"命令，在弹出的"视频属性"对话框中单击"添加"按钮。

（4）在弹出的对话框中选择要添加的文件夹，然后单击"加入文件夹"按钮，返回"视频属性"对话框，最后单击"确定"按钮完成添加。

（5）在资源管理器左侧的导航窗格中，单击"视频"快捷方式，即可看到新添加的文件已经在视频库里。

【验证性实验】

（1）掌握常用程序的运行方法。

（2）在"开始"菜单中添加程序磁贴。

（3）将程序图标固定到任务栏中。

（4）将程序图标添加到桌面上。

（5）在任务栏中添加或删除图标。

（6）对桌面进行个性化设置。

（7）在 D 盘创建文件夹，文件夹名称为"学号＋姓名"。

（8）复制 C 盘中以 txt 为扩展名的文件到新建的"学号＋姓名"文件夹里面。

（9）压缩上面创建的文件夹。

第2章
Word 2016 文字处理

实验 1　撰写医疗科技文档

【实验目的】

（1）掌握 Word 2016 的启动和退出方法。

（2）掌握 Word 文档的创建、输入、保存、打开等操作。

（3）掌握字体、段落、页面的格式化操作。

（4）掌握文档的编辑操作，包括插入、移动、查找和替换等基本操作。

【实验内容】

1. 创建、保存文档

（1）新建文档。从桌面快捷方式或者"开始"菜单的程序列表中找到"Word 2016"，双击快捷方式图标或单击程序列表中的"Word 2016"，启动 Word 2016 应用程序，使用"空白文档"创建 Word 文档。

（2）保存文档。单击顶部的"文件"选项卡，单击"保存"按钮，选择合适的路径保存文件，并为文档命名为"智慧医疗书写医疗行业新篇章.docx"。

2. 插入外部文件内容

将光标置于文档的起始处。单击顶部的"插入"选项卡，在"文本"组中单击"对象"下拉按钮，单击"文件中的文字"（见图 2.1），在弹出的对话框中找到"实验二素材"文件夹下的"智慧医疗.docx"，双击该文件，将该文件中的内容插入当前文档中。

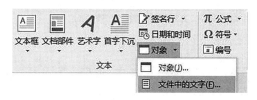

图 2.1　插入外部文件功能按钮

3. 文本块的输入与移动

（1）输入文本。将光标置于正文第 2 段末尾，按 Enter 键另起一行，输入以下内容。

智慧医疗平台为患者提供了一种前所未有的智慧体验，其应用涉及统一通信、视频、无线网络、传感技术和 RFID 等当前最新和最热门的技术领域，从而打造了一个整合各种高新科技应用的信息化平台。

（2）移动文本块。选择正文第 2 段的文本内容，按住鼠标左键不放，拖动鼠标，将其移动到正文第 4 段"运用互联网共享数据……"前。

4. 字体设置

（1）格式化标题文字。首先选中文章的标题，单击顶部的"开始"选项卡，在"字体"组中，单击右下角的"对话框启动器"按钮，打开"字体"对话框，设置为"黑体、三号、加粗"，切换至"字体"对话框的"高级"选项卡，设置字符间距为"加宽、1.5 磅"。

（2）格式化正文文本。选择除标题以外的其他文本，设置字体、字号分别为"楷体、小四"。

（3）添加着重符号。选择正文第 2 段文本，按照步骤（1）的方法打开"字体"对话框，设置为"楷体、倾斜、小四、红色"，并添加着重号，如图 2.2 所示。

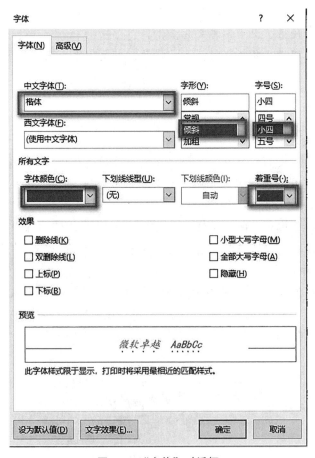

图 2.2 "字体"对话框

5. 段落格式设置

（1）首行缩进。选择除标题以外的其他文本，单击顶部的"开始"选项卡，在"段落"组中单击右下角的"对话框启动器"按钮 ⌐，打开"段落"对话框，设置"特殊格式"为"首行缩进"，"缩进值"为"2 字符"。

（2）段落格式化。将光标放在正文第 4 段文本的任意位置，按照步骤（1）打开"段落"对话框，设置"行距"为"固定值"，"设置值"为"24 磅"。将其余正文段落的行距设置为"1.5 倍行距"。

（3）设置对齐方式与段落间距。将光标放在标题文本的任意位置，按照步骤（1）打开"段落"对话框，设置"对齐方式"为"居中"，"间距"为"段前 1 行，段后 1 行"，如图 2.3 所示。

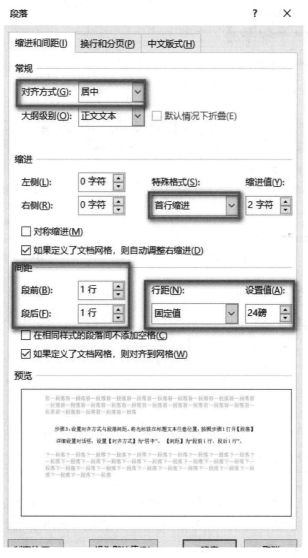

图 2.3　"段落"对话框

6. 查找和替换

选择除标题以外的其他文本，单击顶部的"开始"选项卡，在"编辑"组中单击"替换"按钮，弹出"查找和替换"对话框，设置查找内容为"数居"，替换为"数据"，单击"更多"按钮，单击"替换"栏的"格式"按钮，在弹出的下拉列表中单击"字体"，弹出"替换字体"对话框，可以对替换后的文字进行字体设置，此处设置为红色、加下画线，全部设置结束，单击"全部替换"按钮，即可完成所有替换工作，如图 2.4 所示。

注意：在对"替换为"文本框中的文本进行格式化设置前，要先选中文本。如果要删除已有的格式化设置，可单击"不限定格式"按钮。

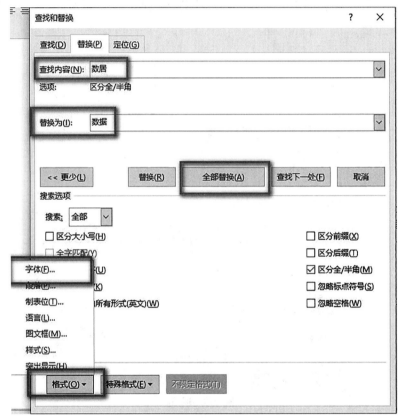

图 2.4 "查找和替换"对话框

7. 项目编号

选择正文第 6～9 段文本，单击顶部的"开始"选项卡，在"段落"组中单击"项目符号"下拉按钮，设置项目符号为 ↓。

8. 分栏

选择正文第 4 段文本，单击顶部的"布局"选项卡，在"页面设置"组中单击"分栏"下拉按钮，选择"更多分栏"，弹出"分栏"对话框，设置为"两栏"，勾选"栏宽相等""分隔线"复选框，如图 2.5 所示。

9. 页面设置

单击顶部的"布局"选项卡，在"页面设置"组中单击右下角的"对话框启动器"按

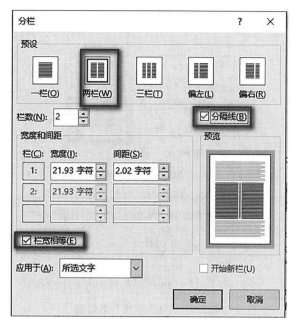

图 2.5　"分栏"设置对话框

钮 📐，打开"页面设置"对话框，设置页边距为"上下 2 厘米、左右 3 厘米"，纸张大小为"16 开"，应用于"整篇文档"。

注意：在进行页面设置时，一定要注意页面设置的应用范围。

实验 2　体检报告表格的制作与编辑

【实验目的】

（1）掌握在 Word 2016 中创建表格的步骤与方法。

（2）掌握表格的编辑与格式化方法。

【实验内容】

1. 创建表格

（1）创建新文档。启动 Word 2016，新建一个"空白文档"，将文档保存为"体检报告表.docx"。在文档的第一行输入"医院体检报告"，将字体、段落格式化为"黑体、四号、加粗、居中对齐"。

（2）插入表格。在标题行末尾按 Enter 键另起一行，找到顶部的"插入"选项卡，在"表格"组中单击"表格"按钮，在弹出的下拉列表中选择"插入表格"，弹出"插入表格"对话框（见图 2.6），在"列数"与"行数"文本框中分别输入"5"与"8"，创建一个 8 行 5 列的表格。

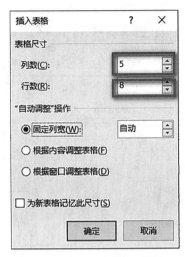

图 2.6 "插入表格"对话框

（3）输入表格内容。将光标置于表格的单元格中，在对应的单元格中输入如图 2.7 所示的内容。

医院体检报告

一般科室				
项目名称	检查结果	单位	参考范围	提示（0 表示正常，1 表示异常）
身高	163	cm		
体重	66.7	kg		
收缩压	128	mmHg	< 140	
舒张压	85	mmHg	< 90	
腰围	76	cm	60~90	
小结：				

图 2.7 输入表格内容后的效果图

2. 表格的编辑

（1）设置表格的列宽。将光标置于表格左上角，找到表格全选按钮，右击该按钮，在弹出的快捷菜单中单击"表格属性"命令，弹出"表格属性"对话框，切换到"列"选项卡，单击对话框中的"后一列"按钮，一直切换到第 5 列，即可对表格的最后一列进行宽度设置。勾选"指定宽度"复选框，并设置列宽为 4.5 厘米，其余列宽、行高不变。

（2）合并单元格。选中表格第 1 行的 5 个单元格，单击顶部的"表格工具"→"布局"选项卡，在"合并"组中单击"合并单元格"按钮，实现多个单元格合并。

（3）插入新行。将光标置于表格最后一行的任意一个单元格中，单击顶部的"表格工具"→"布局"选项卡，在"行和列"组中单击"在下方插入"按钮，插入新的行，在新行中输入如图 2.8 所示的内容，并且合并单元格。

医院体检报告

一般科室				
项目名称	检查结果	单位	参考范围	提示（0 表示正常，1 表示异常）
身高	163	cm		
体重	66.7	kg		
收缩压	128	mmHg	< 140	
舒张压	85	mmHg	< 90	
腰围	76	cm	60~90	
小结：				
小结医生： 小结时间：				

图 2.8　表格编辑效果图

3. 表格的格式化

（1）设置表格边框。单击顶部的"表格工具"→"设计"选项卡，在"边框"组中单击"边框"下拉按钮，先将表格设置为"无框线"。选中表格第 1 行，在"边框"下拉列表中选择"边框和底纹"，在弹出的对话框中设置上框线为 2.25 磅黑色实线，下框线为 1 磅黑色实线，如图 2.9 所示。用同样的方法设置第 2 行下框线为 1 磅黑色实线，最后一行下框线为 2.25 磅黑色实线。

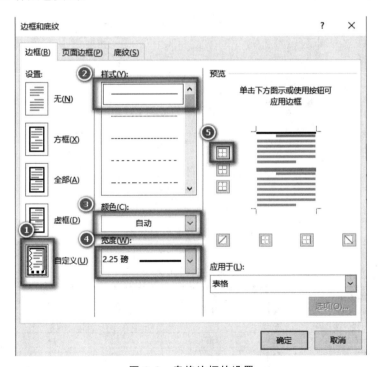

图 2.9　表格边框的设置

（2）给表格添加底纹。选中表格第 1 行，单击顶部的"表格工具"→"设计"选项卡，在"表格样式"组中单击"底纹"下拉按钮，选择"白色，背景 1，深色 15％"。

（3）文本格式化。将表格中的"一般科室"文本格式化为"黑体、小四、加粗"，第 2 行文本加粗，将"小结、小结医生、小结时间"文本加粗，如图 2.10 所示。

医院体检报告

一般科室				
项目名称	检查结果	单位	参考范围	提示（0表示正常，1表示异常）
身高	163	cm		
体重	66.7	kg		
收缩压	145	mmHg	<140	
舒张压	85	mmHg	<90	
腰围	76	cm	60~90	
小结：				
小结医生：				
小结时间：				

图 2.10　表格格式化效果图

4. 表格的计算

将光标放置在项目"收缩压"对应的"提示"单元格，单击顶部的"表格工具"→"布局"选项卡，在"数据"组中单击"fx 公式"按钮，弹出"公式"对话框，在"粘贴函数"下拉列表框中选择"IF"函数，输入函数表达式"＝IF（B5＞140，1，0）"，如图 2.11 所示。单击"确定"按钮，得到计算结果。使用同样的方法为"舒张压""腰围"对应的"提示"单元格分别设置计算表达式"＝IF（B6＞90，1，0）""＝IF（60＜B7＜90，0，1）"，结果如图 2.12 所示。

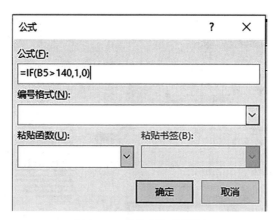

图 2.11　"公式"对话框

医院体检报告

一般科室				
项目名称	检查结果	单位	参考范围	提示（0表示正常，1表示异常）
身高	163	cm		
体重	66.7	kg		
收缩压	145	mmHg	<140	1
舒张压	85	mmHg	<90	0
腰围	76	cm	60~90	0
小结：				
小结医生：				
小结时间：				

图 2.12　表格计算结果

实验 3　制作预防新型冠状病毒感染知识手册

【实验目的】

（1）掌握插入艺术字及设置艺术字格式的方法。

（2）掌握插入图片及图文混排的方法。

（3）掌握插入 SmartArt 图形及其设置的方法。

（4）掌握绘制文本框及其设置的方法。

（5）掌握插入页眉、页脚及其设置的方法。

【实验内容】

实验效果如图 2.13 所示。

1. 页面设置

（1）打开素材文档。打开"实验 3 素材"文件夹中的"预防新型冠状病毒感染知识手册.doc"文档。

（2）设置页边距、纸张大小。单击顶部的"布局"选项卡，在"页面设置"组中单击右下角的"对话框启动器"按钮，打开"页面设置"对话框，将页边距设置为上下 2 厘米，左右 3 厘米。切换至"纸张"选项卡，设置"纸张大小"为"A4"，应用于"整篇文档"。

2. 插入艺术字

（1）插入艺术字。将鼠标指针置于文章开头，单击顶部的"插入"选项卡，在"文本"组中单击"艺术字"下拉按钮，选中第 2 行第 2 列的艺术字，插入艺术字编辑区，在编辑区输入文本"预防新型冠状病毒感染知识手册"，并设置字体、字号分别为"黑体、一号"。

（2）编辑艺术字。将光标置于艺术字编辑区，顶部会出现"绘图工具"→"格式"选项卡，单击"艺术字样式"组的"文本效果"下拉按钮，设置文本效果为"转换"中的"山形"，如图 2.14 所示。单击"排列"组的"位置"下拉按钮，设置为"顶端居中"，并且设置"环绕文字"为"上下行环绕"。

3. 图文混排

（1）插入图片。将光标置于文章任意位置，单击顶部的"插入"选项卡，在"插图"组中单击"图片"按钮，插入"实验 3 素材"文件夹中的"新冠病毒.jpg"图片。

（2）设置图片与文字的环绕方式。单击图片，顶部会出现"图片工具"→"格式"选项卡，单击"排列"组的"环绕文字"下拉按钮，设置文字与图片的环绕方式为"四周型"。再根据效果图调整图片位置。

4. 设置分栏

（1）选择分栏内容。选中第三点"怎样正确防护？"下第 1 小点"正确戴口罩"的所

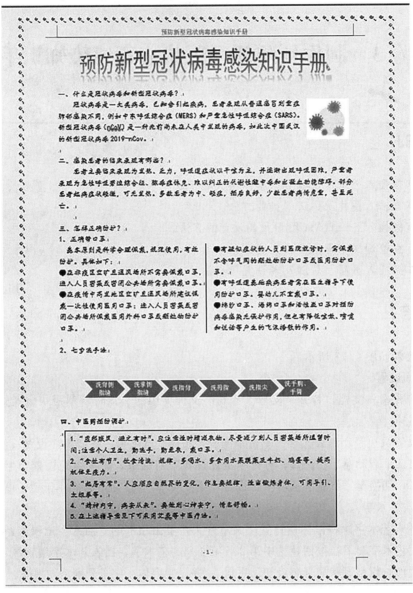

图 2.13　实验效果图

有文本内容。

（2）单击顶部的"布局"选项卡，在"页面设置"组中单击"分栏"下拉按钮，选择"更多分栏"，打开"分栏"对话框，设置为"两栏"，勾选"栏宽相等""分隔线"复选框，如图 2.15 所示。

5. 插入 SmartArt 图形

（1）插入 SmartArt 图形。将光标置于"七步洗手法"文本后并按 Enter 键另起一行，单击顶部的"插入"选项卡，在"插图"组中单击"SmartArt"按钮，选择"流程"中的"基本 V 型流程"，插入流程图。

（2）添加图形形状。将光标置于 SmartArt 图形区域，单击顶部的"SmartArt 工具"→"设计"选项卡，在"创建图形"组中单击"添加形状"按钮，添加两个形状。

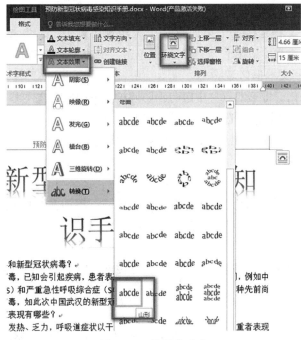

图 2.14　编辑艺术字

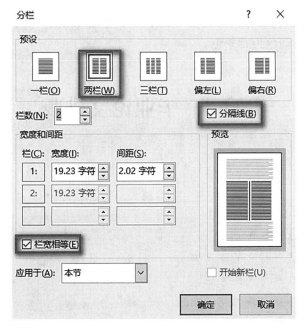

图 2.15　"分栏"对话框

（3）编辑文本内容。如图 2.16 所示，在 SmartArt 图形中添加文本。

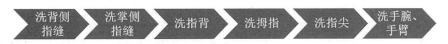

图 2.16　SmartArt 流程图效果

6. 插入文本框

（1）插入文本框。将光标置于第四点"中医药预防调护"后并按 Enter 键另起一行。单击顶部的"插入"选项卡，在"文本"组中单击"文本框"下拉按钮，选择"绘制文本框"，在文章末尾绘制文本框区域。

（2）文本框格式化。将第四点"中医药预防调护"下的所有文本移动到文本框中。单击顶部的"绘图工具"→"格式"选项卡，在"形状样式"组中单击"形状填充"下拉按钮，设置为标准色"浅蓝"，并在"渐变"级联菜单中选择"线性向上"。

7. 插入页眉、页脚

（1）插入页眉。单击顶部的"插入"选项卡，在"页眉与页脚"组中单击"页眉"下拉按钮，选择"编辑页眉"，跳入顶部的页眉编辑区域，添加文章标题并设置段落居中。

（2）设置页码格式。在"页眉与页脚"组单击"页码"下拉按钮，选择"设置页码格式"，设置编号格式为"-1-"。

（3）插入页码。单击上一步的"页码"下拉按钮，在"页面底端"级联菜单中选择"普通数字 2"，在居中位置添加页码。

8. 设置边框与底纹

（1）添加页面边框。单击顶部的"设计"选项卡，在"页面背景"组中单击"页面边框"，弹出"边框与底纹"对话框，选择"方框"并在"艺术型"下拉列表框中选择一种类型。

（2）添加页面底纹。在"页面背景"组中单击"页面颜色"下拉按钮，选择"白色，背景 1，深色 5％"主题色为背景色。

实验 4　毕业论文排版

【实验目的】

（1）掌握毕业论文的排版步骤。

（2）掌握创建样式及样式的修改方法。

（3）掌握对文本应用样式的方法。

（4）掌握编号、多级列表的使用方法。

（5）掌握交叉引用的设置方法。

【实验内容】

1. 设置页面布局

写一篇论文之前，要先设置好页面布局，如果等全部排版完成后再设置纸张大小等样式，会造成图片错位等问题，后期要进行复杂的调整工作。所以，第一步要进行页面布局设置。

（1）打开素材文档。打开"实验 4 素材"文件夹中的"毕业论文 . doc"文档。

（2）页面布局设置。单击顶部的"布局"选项卡，在"页面设置"组中单击右下角的"对话框启动器"按钮，打开"页面设置"对话框，将页边距设置为"上下 2 厘米、左右 2 厘米、左边装订线 1 厘米"，纸张大小为"A4"。

2. 创建、修改"论文正文"样式

在进行长论文编排时，使用格式刷可以完成具有相同格式标题的格式复制，但是效率较低。而样式可以使标题的格式化工作变得简单、轻松。

在"开始"选项卡的"样式"组中可以看到 Word 2016 提供了很多内置样式，可以直接使用这些内置样式，也可以自己创建样式。

（1）创建"论文正文"样式。论文中的内容可以直接使用内置样式中的"正文"，但是不建议修改内置样式中的"正文"，因为其他的"标题"样式等都是基于"正文"设置的。如有需要，可创建一个新"正文样式"。单击"开始"选项卡的"样式"组的"其他"按钮，选择"创建样式"，在弹出的对话框中的"名称"文本框中输入"论文正文"并单击"确定"按钮。

（2）修改"论文正文"样式。在"样式"组中找到步骤（1）中创建的"论文正文"，单击鼠标右键，弹出快捷菜单，单击"修改"命令，弹出"修改样式"对话框。属性设置如图 2.17 所示。单击左下角的"格式"按钮，分别选择"字体""段落"命令，在弹出的"字体"对话框、"段落"对话框中进行设置。

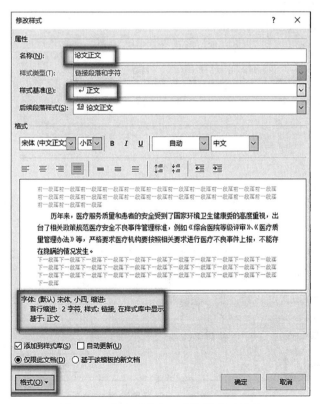

图 2.17　修改"论文正文"样式对话框

（3）使用样式。选择正文中的内容，单击样式中的"论文正文"，对文本进行快速设置。

3. 设置并修改标题样式

标题的设置十分重要，可以影响到自动生成目录的结果。不同的学校对标题样式的要求不尽相同，本实验要求如下。

一级标题（章节标题）：黑体、小三、居中，行间距固定值 20 磅，段后 30 磅，大纲级别 1 级。

二级标题（一级节标题）：黑体、四号、居左，行间距固定值 20 磅，段后 18 磅，大纲级别 2 级。

三级标题（二级节标题）：楷体、四号、居左，行间距固定值 20 磅，段后 12 磅，大纲级别 3 级。

（1）创建标题样式。按照创建"论文正文"样式的方法创建"一级标题""二级标题""三级标题"样式。修改"一级标题"样式的对话框如图 2.18 所示。

（2）使用样式。给正文中的章节标题、一级节标题、二级节标题设置创建的新样式，快速对标题进行排版。

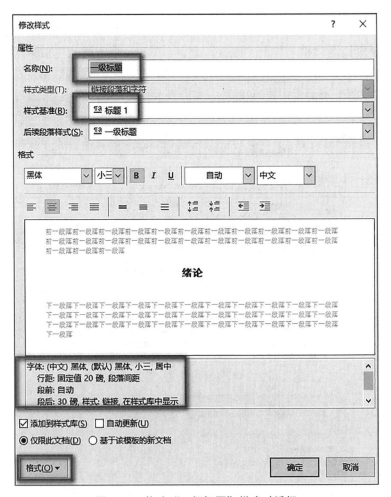

图 2.18　修改"一级标题"样式对话框

4. 使用多级列表为标题编号

单击顶部的"开始"选项卡，在"段落"组中单击"多级列表"下拉按钮，选择"定义新的多级列表"，弹出"定义新多级列表"对话框。对第 1 级，设置"将级别链接到样式"为"一级标题"；对第 2 级，设置"将级别链接到样式"为"二级标题"；对第 3 级，设置"将级别链接到样式"为"三级标题"，如图 2.19 所示。单击"确定"按钮，即可对论文中相应样式的标题进行快速编号。

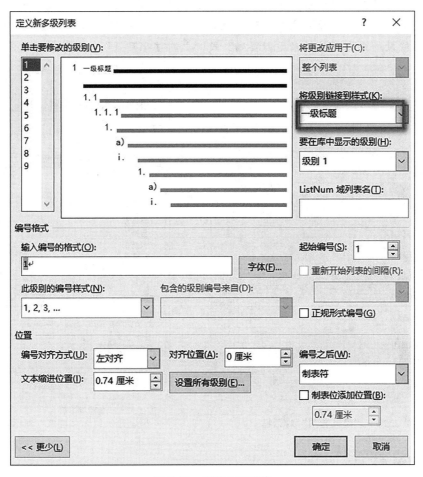

图 2.19　定义多级列表

5. 生成目录

（1）插入空白页。将光标定位到第 1 页的开始位置，单击顶部的"插入"选项卡，在"页面"组中单击"分页"按钮，即可在第 1 页添加空白页。

（2）自动生成目录。单击顶部的"引用"选项卡，在"目录"组中单击"目录"下拉按钮，选择"自动目录 1"，可以快速为论文添加目录。

注意：Word 2016 是根据段落的大纲级别来定义目录的级别，大纲级别在段落格式化中进行设置，前面的样式设置中已经对大纲级别进行了设置。可单击顶部"视图"选项卡的"视图"组中的"大纲视图"按钮，切换至大纲视图，在大纲视图中可以更直观地看到论文中各段落的大纲级别。

（3）修改目录样式。单击顶部"引用"选项卡的"目录"组中的"目录"下拉按钮，选择"自定义目录"，弹出"目录"对话框。在对话框中可以对目录的样式进行设置，如制表符的样式。单击"选项"按钮，打开"目录选项"对话框，设置哪些有效样式可以自动生成目录，并且可以自定义对应的目录级别，如图2.20所示。单击"目录"对话框中的"修改"按钮，打开"样式"对话框，可以对目录样式进行修改，如修改目录文字的字体，如图2.21所示。进行样式修改后，单击"确定"按钮，退出"修改样式"对话框，此时会提示是否替换现有目录，单击"是"按钮关闭该对话框，即可对目录进行更新。

注意：如果目录中对应的文章内容有改动，也可以单击"目录"组中的"更新目录"按钮，根据修改的内容选择"只更新页码"或"更新整个目录"对目录进行更新。

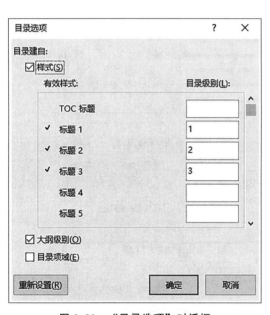

图 2.20　"目录选项"对话框

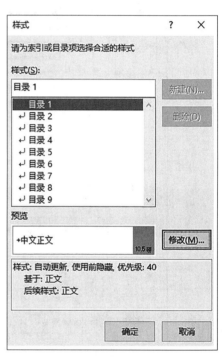

图 2.21　"样式"对话框

6. 引用参考文献

（1）给参考文献编号。选中参考文献下的所有文本，单击顶部"开始"选项卡的"段落"组中的"编号"下拉按钮，选择"定义新编号格式"，如图2.22所示。进行相关设置后可作用于参考文献的内容。

（2）交叉引用参考文献。将光标定位到1.1节正文，选中文本内容"[1]"，单击顶部的"引用"选项卡，在"题注"组中单击"交叉引用"按钮，弹出"交叉引用"对话框，按照图2.23所示进行设置。在阅读论文时，按住Ctrl键同时单击"[1]"，便可跳转至参考文献列表中的[1]号文献处。

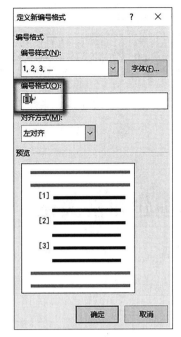

图 2.22　定义参考文献编号样式

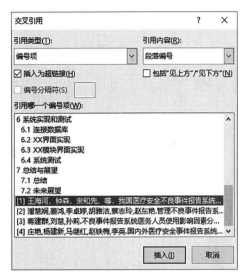

图 2.23　交叉引用参考文献设置

第3章
Excel 2016 电子表格

实验 1　Excel 工作表的创建和格式化

【实验目的】

(1) 了解和熟悉 Excel 2016 的窗口组成。

(2) 掌握数据的输入与编辑方法。

(3) 掌握工作表数据修饰及格式设置方法。

【实验内容】

1. Excel 2016 的新建和保存

启动 Excel 2016，了解 Excel 2016 窗口的组成及各部分的功能。掌握工作簿的新建、保存、打开及关闭等基本操作。

1) 新建工作簿

双击桌面上的 Excel 2016 快捷方式图标，或者单击"开始"按钮，在弹出的"开始"菜单中找到并单击"Excel 2016"命令，启动并自动创建"工作簿 1"。

2) 保存工作簿

将工作簿保存到指定文件夹中。单击"文件"→"另存为"，在弹出的界面中双击"这台电脑"，选择工作簿的存放位置，然后在"文件名"文本框中输入"学生体检表"，单击"保存"按钮。

2. 数据编辑

(1) 数据录入。在默认的 Sheet1 工作表中，输入如图 3.1 所示的数据。

(2) 在"姓名"列前插入一列，并从上到下输入"序号"及"0001"到"0008"。

①选中"姓名"列并右击，在弹出的快捷菜单中选择"插入"命令，该列的左边将插入一列空白单元格，然后在单元格 A1 中输入文字"序号"。

②在单元格 A2 中输入序号"'0001"（注：输入纯数字组成的文本时，需要在数字前面加一个英文半角单引号"'"），然后选中该单元格，单击其右下角的填充柄，拖动鼠标至

	A	B	C	D	E	F
1	姓名	系别	性别	出生年月	身高(米)	体重（千克）
2	郑柔瑶	药学院	女	2000/1/5	1.55	51.2
3	陈纯飘	生物技术学院	女	1998/12/19	1.65	45.6
4	李炎	医学检验学院	男	1998/10/1	1.75	65.1
5	梁婵毓	护理学院	女	1999/3/29	1.59	55
6	赵林民	生物技术学院	男	1998/10/4	1.78	65.9
7	周全纯	公共卫生学院	女	1999/4/27	1.6	53.5
8	何元全	医学检验学院	女	1999/5/24	1.58	64
9	杨腾松	公共卫生学院	男	1999/7/28	1.79	76.5

图 3.1　部分学生体检信息

单元格 A9，填充余下的序号。或者选中 A 列并右击，在弹出的快捷菜单中选择"设置单元格格式"，在弹出的对话框中单击"分类"列表框中的"文本"选项，如图 3.2 所示。然后在单元格 A2 中输入 0001，在单元格 A3 中输入 0002，选中单元格 A2 和 A3，向下填充。

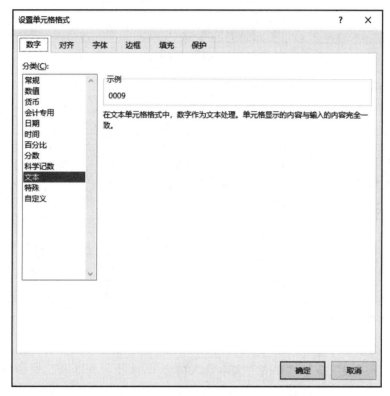

图 3.2　"设置单元格格式"对话框

（3）修改日期格式，年、月、日之间用"-"分隔，如图 3.3 所示。选中单元格区域 E2：E9，参照上述步骤打开"设置单元格格式"对话框，通过"自定义"选项设置日期的显示格式为 yyyy-mm-dd。

（4）导入外部数据。

①将光标定位到单元格 A10 中，单击"数据"→"获取外部数据"→"自文本"按钮，在弹出的对话框中选择文本文件"学生体检数据.txt"。

②单击"导入"按钮，弹出"文本导入向导-第 1 步，共 3 步"对话框，如图 3.4 所示，在"原始数据类型"栏中选择单选项"分隔符号"，在"导入起始行"文本框中将默认值"1"修改为"2"（第 1 行为表头文本，不需要重复导入）。在"文件原始格式"列表

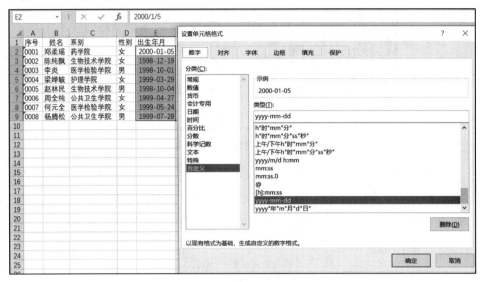

图 3.3　修改日期格式

框中选择"936：简体中文（GB2312）"，然后单击"下一步"按钮，弹出"文本导入向导-第2步，共3步"对话框，如图3.5所示。

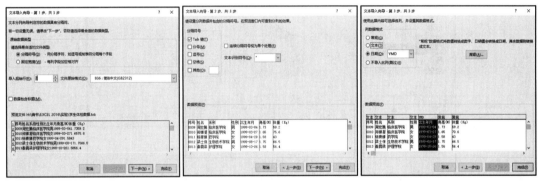

图 3.4　文本导入向导 1　　　图 3.5　文本导入向导 2　　　图 3.6　文本导入向导 3

③设置数据格式。此时可以观察到"数据预览"列表框中各列数据之间加了纵向分隔线。再单击"下一步"按钮，弹出"文本导入向导-第3步，共3步"对话框，在"数据预览"列表框中，分别选择各列，然后在上方的"列数据格式"栏中设置数据格式。例如，第1列"序号"，列数据格式选择"文本"；第2列"姓名"，列数据格式选择"文本"；第5列"出生年月"，列数据格式选择"日期"，如图3.6所示。

④将所有列的数据格式设置完成后，单击"完成"按钮，弹出"导入数据"对话框，选择数据的放置位置为"现有工作表"，如图3.7所示。最后单击"确定"按钮，完成外部数据的导入，如图3.8所示。

⑤设置日期格式。导入后的日期需要进行自定义格式设置，选择任意一个已经设置好日期格式的单元格，通过"开始"→"剪贴板"组中的"格式刷"按钮 ✔ 格式刷 进行统一的格式设置。

提示：导入外部文本文件的时候，首先要确认文本文件的编码方式（打开文本文件，编码方式显示在文本的右下方），然后在文本源格式中选择和导入的文本一样的编码方式，否则导入的数据为乱码。

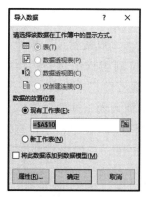

图 3.7　"导入数据"对话框

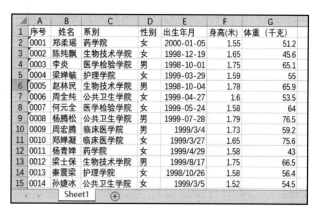

图 3.8　导入外部数据的工作表

（5）在单元格 H1、I1 和 J1 中分别输入列名称"体指数""BMI 分级"和"身高排名"，增加 3 列。

（6）增加表标题行。在表格第 1 行前插入一行，在单元格 A1 中输入表标题文字"学生体检表"并按 Enter 键，则输入的文本存储于单元格 A1 中，如图 3.9 所示。

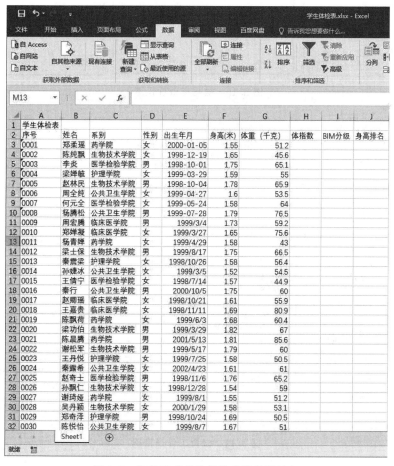

图 3.9　初步完成学生体检表的数据输入

（7）设置"身高（米）"和"体重（千克）"列的有效性条件，使输入的身高和体重的数据不小于 0。当选中该列单元格时，出现提示信息"请输入大于 0 的数值！"；当输入小于 0 的数据时，显示警告信息"抱歉，您输入了非法数据！"。

①选中单元格区域 F3:G32，单击"数据"→"数据工具"→"数据验证"按钮，弹出"数据验证"按钮对话框。在"设置"选项卡的"允许"下拉列表框中选择"小数"，在"数据"下拉列表框中选择"大于"，在"最小值"文本框中输入"0"。

②在"输入信息"选项卡的"输入信息"文本框中输入"请输入大于 0 的数值！"。

③在"出错警告"选项卡的"样式"下拉列表框中选择"停止"，在"错误信息"文本框中输入"抱歉，您输入了非法数据！"。最后单击"确定"按钮。具体操作如图 3.10 所示。

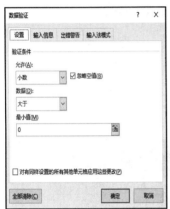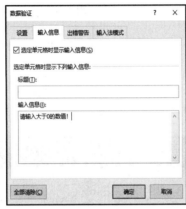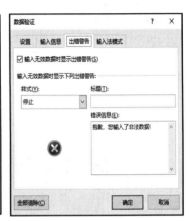

图 3.10　数据有效性设置

（8）保护工作表。为工作簿"学生体检表"中的"Sheet1"设置密码，密码为 111111。选中 Sheet1 工作表标签并右击，在弹出的快捷菜单中选择"保护工作表"命令，弹出"保护工作表"对话框，设置"取消工作表保护时使用的密码"，完成保护设置。进行二次密码确认，单击"确定"按钮。具体操作如图 3.11 所示。工作表"Sheet1"此时处于无法编辑状态，可撤销工作表保护，恢复正常编辑状态。

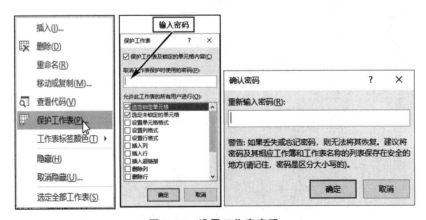

图 3.11　设置工作表密码

3. 格式化工作表

（1）重命名工作表。

右击工作表标签"Sheet1"，在弹出的快捷菜单中选择"重命名"命令，在工作表标签的编辑框中输入"学生体检名单"，然后按 Enter 键，完成工作表的重命名。（或者双击工作表标签"Sheet1"完成重命名）

（2）为工作表"学生体检名单"建立副本，并重命名为"原始数据"。

右击工作表标签"学生体检名单"，在弹出的快捷菜单中选择"移动或复制"命令，如图 3.12 所示。然后在"移动或复制工作表"对话框中，在"下列选定工作表之前"列表框中选择要复制的工作表，然后勾选"建立副本"复选框，如图 3.13 所示，单击"确定"按钮。

此时新的工作表"学生体检名单（2）"的数据内容与"学生体检名单"完全相同，将"学生体检名单（2）"改名为"原始数据"，然后将其"工作表标签颜色"设置为红色。

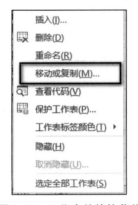
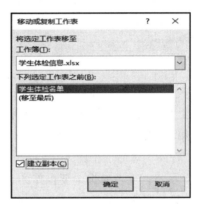

图 3.12　工作表的快捷菜单　　图 3.13　"移动或复制工作表"对话框

（3）冻结工作表，以保持表头行始终可见。

选中工作表"学生体检名单"的单元格 A3，将其作为冻结点，单击"视图"→"窗口"→"冻结窗格"→"冻结拆分窗格"按钮。此时，单元格 A3 以上的两行，即表标题和表头行被冻结，拖动垂直滚动条，可观察到这两行数据始终保持不动，如图 3.14 所示。

提示：再次单击"视图"→"窗口"→"冻结窗格"→"取消冻结窗格"，可解除冻结。

4. 格式化单元格

（1）调整表格的 A 列到 J 列的列宽，使其自动适应数据。

在工作表"学生体检名单"中，移动鼠标指针到列选择区的"A"处，待鼠标指针形状呈向下箭头 A↓ 后，按住鼠标左键横向拖动至"J"处，选中第 A 列到第 J 列，然后单击"开始"→"单元格"→"格式"→"自动调整列宽"按钮，将表中各列自动调整为适合数据内容的宽度，如图 3.15 所示。

（2）合并单元格。选中单元格区域 A1:J1，在"开始"选项卡的"对齐方式"组中单击"合并后居中"按钮。

（3）将表格的标题行行高设置为"35"，将其他行行高设置为"24"。选中第 1 行并右击，在弹出的快捷菜单中选择"行高"命令，在弹出的对话框中输入"35"。移动鼠标指

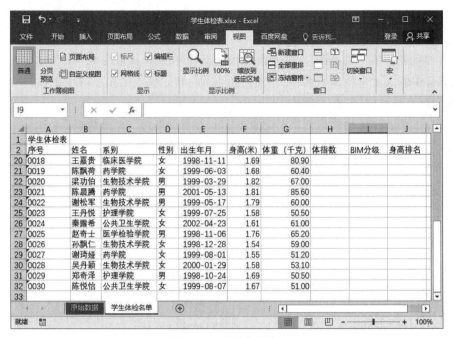

图 3.14　冻结标题行

针到行选择区的"2"处，待鼠标指针的形状呈向右箭头后，按住鼠标左键向下拖动到"32"处，选中第 2 行到第 32 行。单击"开始"→"单元格"→"格式"→"行高"按钮，在弹出的"行高"对话框中输入"24"，然后单击"确定"按钮，将第 2 行到第 32 行的高度统一调整为 24。或者先选中要操作的行，然后右击，在弹出的快捷菜单中选择"行高"命令进行设置。调整后的效果如图 3.16 所示。

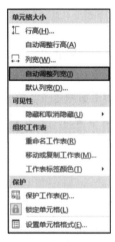

图 3.15　自动调整列宽

图 3.16　调整后效果

（4）设置标题文字格式为黑体、20 磅、蓝色。选择合并后的单元格 A1，在"开始"选项卡的"字体"组中，将字体设置为"黑体"，将字号设置为"20 磅"，将颜色设置为"蓝色"。

（5）设置表头行文字格式为黑体、12 磅、居中对齐、填充颜色为"浅绿"。选中单元格区域 A2:J2，设置各单元格的文本居中对齐。将表头行的文字设置为"宋体、12 磅、加粗"。设置表头行的填充颜色，在"开始"选项卡的"字体"组中单击"填充颜色"下拉按钮 ，在"标准色"区域中选择"浅绿"。效果如图 3.17 所示。

序号	姓名	系别	性别	出生年月	身高(米)	体重（千克）	体指数	BMI分级	身高排名
				学生体检表					
0001	郑柔瑶	药学院	女	2000-01-05	1.55	51.2			
0002	陈纯飘	生物技术学院	女	1998-12-19	1.65	45.6			
0003	李炎	医学检验学院	男	1998-10-01	1.75	65.1			
0004	梁婵毓	护理学院	女	1999-03-29	1.59	55			
0005	赵林民	生物技术学院	男	1998-10-04	1.78	65.9			

图 3.17　设置表头行的格式

（6）将"序号"和"性别"两列文字设置为水平居中对齐。先选中单元格区域 A3:A32，然后按住 Ctrl 键，再选中单元格区域 D3:D32，在"开始"选项卡的"对齐方式"组中单击"居中"按钮 ，将文本设置为居中对齐。

（7）设置"身高（米）"列和"体重（千克）"列的小数位数为 2 位。选中单元格区域 F3:G32，在"开始"选项卡的"数字"组中打开"设置单元格格式"对话框，选择"数字"选项卡下的"数值"选项，将选中列的数据小数位数设置为 2 位。

（8）为表格设置外粗内细的边框。在工作表"学生体检名单"中选中单元格区域 A2:J32，在"开始"选项卡的"字体"组中单击"所有框线"右侧的下拉按钮 ，在下拉列表中选择"其他边框"，如图 3.18 所示，弹出"设置单元格格式"对话框。为表格设置外粗内细的边框，操作步骤为：在"设置单元格格式"对话框的"边框"选项卡中，选择"线条"栏的"样式"为"粗实线"，然后单击"预置"区域中的"外边框"按钮。接着，在"线条"栏中选择"样式"为"细实线"，再单击"内部"按钮（见图 3.19），最后单击"确定"按钮。

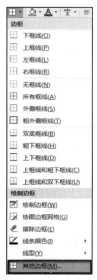

图 3.18　选择"其他边框"命令

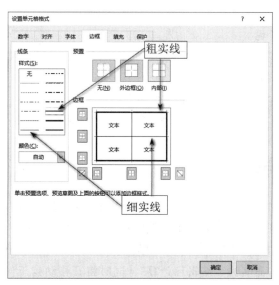

图 3.19　"设置单元格格式"对话框

3. 实验效果

根据上述实验内容，进行设置之后的表格如图 3.20 所示。

序号	姓名	系别	性别	出生年月	身高(米)	体重（千克）	体指数	BMI分级	身高排名
				学生体检表					
0001	郑柔瑶	药学院	女	2000-01-05	1.55	51.20			
0002	陈纯飘	生物技术学院	女	1998-12-19	1.65	45.60			
0003	李炎	医学检验学院	男	1998-10-01	1.75	65.10			
0004	梁婵毓	护理学院	女	1999-03-29	1.59	55.00			
0005	赵林民	生物技术学院	男	1998-10-04	1.78	65.90			
0006	周全纯	公共卫生学院	女	1999-04-27	1.60	53.50			
0007	何元全	医学检验学院	女	1999-05-24	1.58	64.00			
0008	杨腾松	公共卫生学院	男	1999-07-28	1.79	76.50			
0009	周宏腾	临床医学院	男	1999-03-04	1.73	59.20			
0010	郑婵凝	临床医学院	女	1999-03-27	1.65	75.60			
0011	杨青婵	药学院	女	1999-04-29	1.58	43.00			
0012	梁士保	生物技术学院	男	1999-08-17	1.75	66.50			
0013	秦震梁	护理学院	女	1998-10-26	1.58	56.40			
0014	孙婕冰	公共卫生学院	女	1999-03-05	1.52	54.50			

图 3.20　实验效果图

实验 2　Excel 公式和函数应用

【实验目的】

（1）了解公式和函数的概念。

（2）掌握 AVERAGE、MAX、MIN、IF、COUNT、COUNTIF、RANK 等常用函数的使用方法。

（3）掌握条件格式的设置方法。

（4）掌握公式的使用方法，理解公式中对单元格的引用方式。

【实验内容】

通过制作学生体检表，了解和掌握利用公式和函数进行计算的方法，并能根据实际需求灵活地将公式与函数应用于表格数据的计算和统计。

双击"实验 1"的工作簿"学生体检表 .xlsx"，打开"学生体检名单"并为其创建副本，将副本命名为"编辑和计算"，同时将其移动到工作表"学生体检名单"的后面。

1. 新增计算单元格并格式化

在单元格 A34、A35、A36、A37、A38 和 A39 中分别输入文字"平均值""最大值""最小值""体检学生人数""BMI 分级正常人数"和"BMI 分级异常人数"。按照图 3.21 所示将相关单元格区域合并居中，并将除标题行之外的所有单元格区域加上表格内外框线，为单元格区域 A34:J39 添加背景色为"绿色，个性色 6，淡色 80％"的底纹。在"开始"选项卡的"字体"组中单击"填充颜色"右侧的下拉按钮，在打开的下拉列表的"主题颜色"栏中选择相应的选项即可。参照"实验 1"中的操作冻结前两行。

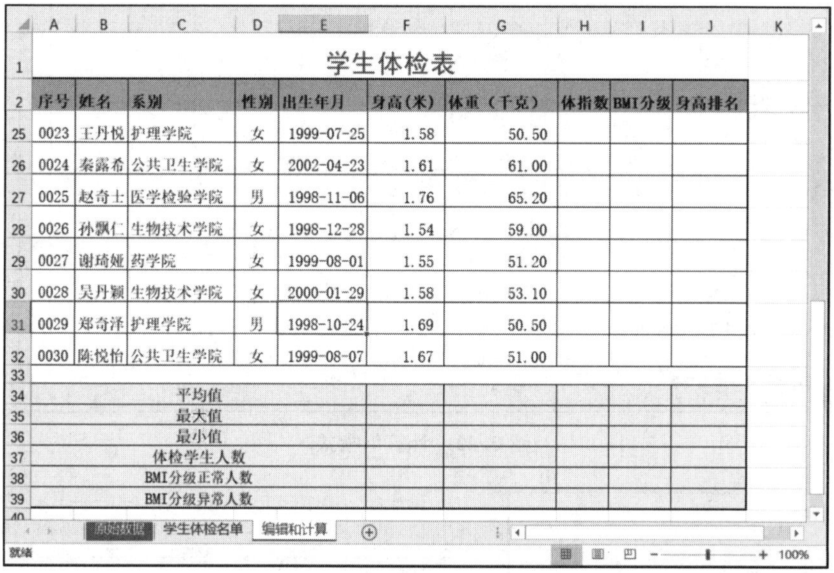

图 3.21　增加计算单元格

2. 利用公式计算体指数

国际上通常用身体质量指数（简称体指数）（Body Mass Index，BMI）衡量肥胖程度。BMI 是用体重（千克）除以身高（米）的平方得出的数字，是目前国际上常用的衡量人体胖瘦程度及是否健康的一个标准。在 Excel 2016 中，利用公式计算每名学生的体指数。

（1）输入计算公式。单击单元格 H3，使其成为活动单元格，输入公式"＝G3/（F3＊F3）"后按 Enter 键，则郑柔瑶的体指数以计算公式的形式存入单元格 H3，并将结果的小数位数设置为 2 位。

（2）求其余学生的体指数。选中单元格 H3，将鼠标指针移动到单元格 H3 右下角的填充柄处，当指针变成"＋"时（见图 3.22），按住鼠标左键向下拖动至单元格 H32，然后松开鼠标左键。此时，利用自动填充功能将体指数的计算公式分别填充至单元格 H4 至 H32 中，完成对其他学生体指数的计算。

提示："＊"代表乘号，"/"代表除号。

3. 利用 AVERAGE、MAX 和 MIN 函数计算身高、体重和体指数的平均值、最大值和最小值

（1）计算身高和体重的平均值。选中单元格 F34，使其成为活动单元格，单击编辑框左边的 *fx* 按钮，打开"插入函数"对话框（见图 3.23），在"选择函数"列表框中选择

"AVERAGE"，单击"确定"按钮，打开"函数参数"对话框（见图3.24）。在"Number1"文本框中输入"F3:F32"（或单击文本框右侧的按钮，将鼠标指针移到数据区中，选中单元格区域F3:F32），然后单击"确定"按钮，计算出的身高的平均值显示在单元格F34中。

	序号	姓名	系别	性别	出生年月	身高（米）	体重（千克）	体指数	BMI分级	身高排名
					学生体检表					
0001	郑柔瑶	药学院	女	2000-01-05	1.55	51.20	21.31		
0002	陈纯飘	生物技术学院	女	1998-12-19	1.65	45.60			
0003	李炎	医学检验学院	男	1998-10-01	1.75	65.10			
0004	梁婵毓	护理学院	女	1999-03-29	1.59	55.00			
0005	赵林民	生物技术学院	男	1998-10-04	1.78	65.90			
0006	周全纯	公共卫生学院	女	1999-04-27	1.60	53.50			
0007	何元全	医学检验学院	女	1999-05-24	1.58	64.00			
0008	杨腾松	公共卫生学院	男	1999-07-28	1.79	76.50			
0009	周宏腾	临床医学院	男	1999-03-04	1.73	59.20			
0010	郑婵凝	临床医学院	女	1999-03-27	1.65	75.60			
0011	杨青婵	药学院	女	1999-04-29	1.58	43.00			
0012	梁士保	生物技术学院	男	1999-08-17	1.75	66.50			
0013	秦霭莹	护理学院	女	1998-10-26	1.58	56.40			

填充柄

图3.22 计算体指数

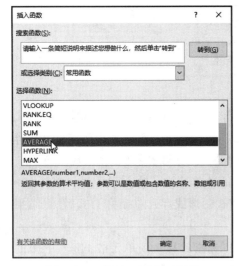

图3.23 "插入函数"对话框

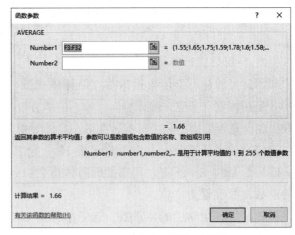

图3.24 "函数参数"对话框

（2）计算其余各项的平均值。选中单元格F34，利用填充柄和自动填充功能，将函数分别填充到单元格G34、H34中，完成其他项的平均值的计算。

（3）选中单元格F35，使其成为活动单元格，单击"开始"选项卡的"编辑"组中的"自动求和"下拉按钮，选择"最大值"，更改单元格范围为F3:F32，如图3.25所示，求身高的最大值（MAX）。用同样的方法求体重和体指数的最大值。

（4）参考上述步骤，利用MIN函数求各项的最小值，结果如图3.26所示。

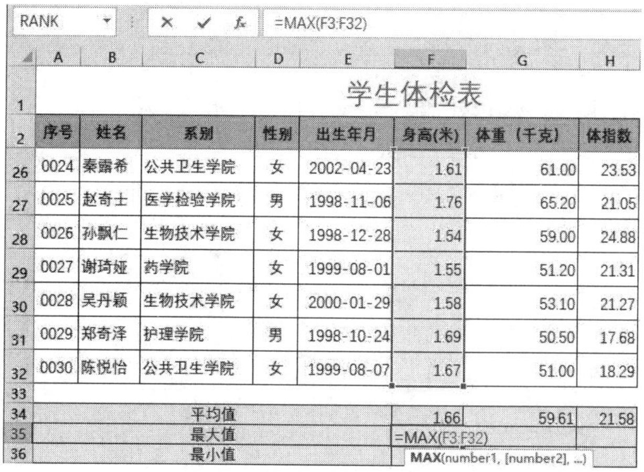

图 3.25　计算最大值

图 3.26　计算最小值

4. 使用 IF 逻辑函数计算 BMI 的不同分级结果

IF 是 Excel 2016 里的一个逻辑函数。可以简单理解为，如果满足条件，就返回一个指定的值；如果不满足条件，就返回另一个值。该返回值可以是字符串、逻辑值（false 或 true），也可以是数值等。

中国标准 BMI 规定，BMI 在 18.5 以下为偏瘦（偏瘦 < 18.5），在 18.5～24 之间为正常（18.5 ≤ 正常 < 24），在 24～28 之间为超重（24 ≤ 超重 < 28），28 及以上则为肥胖（肥胖 ≥ 28）。BMI 分级是根据体指数和标准值比较的结果进行判断，返回不同的值。

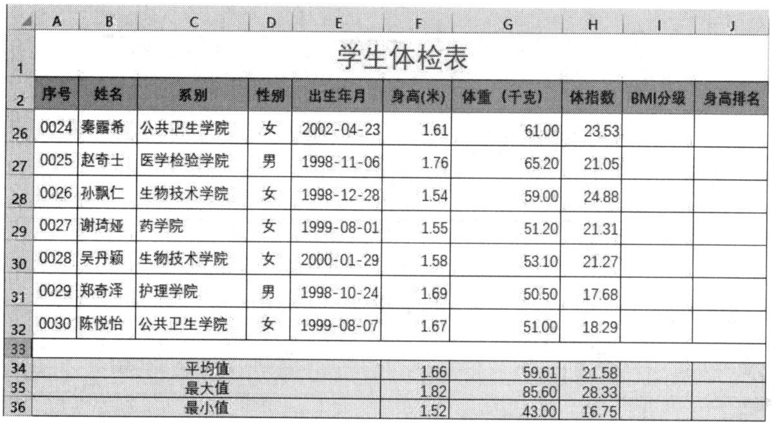

提示：使用嵌套 IF 函数，在单元格 I3 处输入"=IF(H3>=28,"肥胖"，IF(H3>=24,"超重"，IF(H3>=18.5,"正常"，"偏瘦")))"，或者"=IF(H3<18.5,"偏瘦"，IF(H3<24,"正常"，IF(H3<28,"超重"，"肥胖")))"。

（1）求出郑柔瑶的 BMI 分级。选中单元格 I3，单击编辑框左边的 *fx* 按钮，在"选择函数"列表框中选择"IF"，单击"确定"按钮，打开"函数参数"对话框。在"Logical_test"文本框中输入"H3>=28"（判断条件，判断郑柔瑶的 BMI 是否大于或等于 28），在"Value_if_true"文本框中输入"肥胖"（当条件成立时填充的数据），将光标定位在"Value_if_false"文本框中，此时需要对剩下的 3 种情况继续判断，单击名称框中的 IF（当条件不成立时，不填充数据，继续判断），如图 3.27 所示。

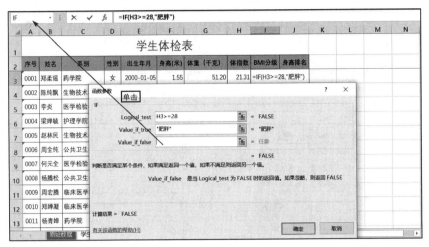

图 3.27　IF 函数参数设置

（2）在新的内层嵌套 IF "函数参数" 对话框内继续判断，如图 3.28（a）所示。在 "Logical_test" 文本框中输入 "H3＞＝24"（判断条件，判断郑柔瑶的 BMI 是否大于或等于 24），在 "Value_if_true" 文本框中输入 "超重"（当条件成立时填充的数据），将光标定位在 "Value_if_false" 文本框中，此时需要对剩下的两种情况继续判断，如图 3.28（b）所示。

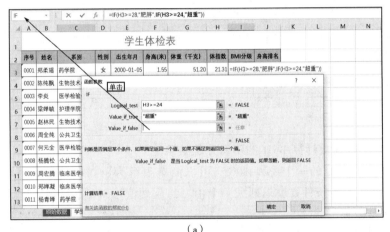

（a）

（b）

图 3.28　内层嵌套 IF 函数参数设置

（3）单击"确定"按钮，则 IF 函数表达式存入单元格 I3 中。利用自动填充功能，可以把单元格 I3 中的 IF 函数分别填充到单元格 I4 至 I32，完成所有学生的 BMI 分级填写。最后结果如图 3.29 所示。

I3			×	✓	fx	=IF(H3>=28,"肥胖",IF(H3>=24,"超重",IF(H3>=18.5,"正常","偏瘦")))			
	A	B	C	D	E	F	G	H	I	J

学生体检表

序号	姓名	系别	性别	出生年月	身高(米)	体重（千克）	体指数	BMI分级	身高排名
0001	郑柔瑶	药学院	女	2000-01-05	1.55	51.20	21.31	正常	
0002	陈纯飘	生物技术学院	女	1998-12-19	1.65	45.60	16.75	偏瘦	
0003	李炎	医学检验学院	男	1998-10-01	1.75	65.10	21.26	正常	
0004	梁婵毓	护理学院	女	1999-03-29	1.59	55.00	21.76	正常	
0005	赵林民	生物技术学院	男	1998-10-04	1.78	65.90	20.80	正常	
0006	周全纯	公共卫生学院	女	1999-04-27	1.60	53.50	20.90	正常	
0007	何元全	医学检验学院	女	1999-05-24	1.58	64.00	25.64	超重	
0008	杨腾松	公共卫生学院	男	1999-07-28	1.79	76.50	23.88	正常	
0009	周宏腾	临床医学院	男	1999-03-22	1.73	59.20	19.78	正常	
0010	郑婵凝	临床医学院	女	1999-03-27	1.65	75.60	27.77	超重	
0011	杨青婵	药学院	女	1999-04-29	1.58	43.00	17.22	偏瘦	
0012	梁士保	生物技术学院	男	1999-08-17	1.75	66.50	21.71	正常	

图 3.29　利用 IF 函数计算 BMI 分级

5. 使用 RANK 函数计算身高排名

RANK 函数是排名函数，常用来求某一个数值在某一区域内的排名。下面根据 F 列的身高数据，使用 RANK 函数求各位学生的身高排名。

（1）求出郑柔瑶的身高排名。选中单元格 J3，单击编辑框左边的 *fx* 按钮，在"选择函数"列表框中选择"RANK"，单击"确定"按钮，打开"函数参数"对话框。在"Number"文本框中输入"F3"（要查找排名的数字），在"Ref"文本框中输入"F3：F32"（比较数据大小的范围）。

（2）绝对地址引用的设置。选中文本框中的内容，按 F4 键，在行和列前加绝对地址引用符号，然后在"Order"文本框中输入"0"（按降序排列大小）。具体设置如图 3.30 所示。

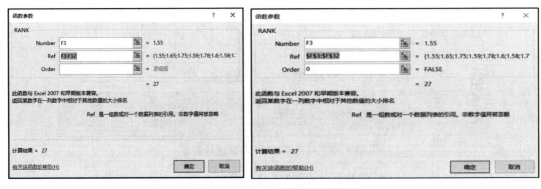

图 3.30　RANK 函数的参数设置

（3）单击"确定"按钮，RANK 函数表达式存入单元格 J3 中。利用自动填充功能，把单元格 J3 中的 RANK 函数填充到单元格 J4 至 J32，完成身高的排名，结果如图 3.31 所示。

J18			×	✓	fx	=RANK(F18,$F$3:$F$32,0)			

学生体检表

序号	姓名	系别	性别	出生年月	身高（米）	体重（千克）	体指数	BMI分级	身高排名
0016	秦行	公共卫生学院	男	2000-10-05	1.75	60.00	19.59	正常	7
0017	赵卿瑶	临床医学院	女	1998-10-21	1.61	55.90	21.57	正常	17
0018	王嘉贵	临床医学院	女	1998-11-11	1.69	80.90	28.33	肥胖	11
0019	陈飘荷	药学院	女	1999-06-03	1.68	60.40	21.40	正常	13
0020	梁功伯	生物技术学院	男	1999-03-29	1.82	67.00	20.23	正常	1
0021	陈晨腾	药学院	男	2001-05-13	1.81	85.60	26.13	超重	2
0022	谢松军	生物技术学院	男	1999-05-17	1.79	60.00	18.73	正常	3
0023	王丹悦	护理学院	女	1999-07-25	1.58	50.50	20.23	正常	21
0024	秦露希	公共卫生学院	女	2002-04-23	1.61	61.00	23.53	正常	17

图 3.31　利用 RANK 函数计算排名的结果

提示：读者可自行完成 RANK 函数对体重和体指数的排名。

6. 使用统计函数（COUNT）计算体检学生人数

在对 Excel 表格数据进行分析时，常常需要统计数据的个数。如果单元格的数据是数值型的，则可以使用统计函数（COUNT）进行计数。请通过身高数据统计参加体检的人数。

操作步骤：在表中选中单元格 F37，单击编辑框左边的 fx 按钮，弹出"插入函数"对话框，在"选择函数"列表框中选择"COUNT"，然后单击"确定"按钮，打开"函数参数"对话框。在"Value1"文本框中输入"F3:F32"，单击"确定"按钮，统计出的体检人数显示在单元格 F37 中，结果如图 3.32 所示。

F37			×	✓	fx	=COUNT(F3:F32)			

学生体检表

序号	姓名	系别	性别	出生年月	身高(米)	体重（千克）	体指数	BMI分级	身高排名
0026	孙飘仁	生物技术学院	女	1998-12-28	1.54	59.00	24.88	超重	29
0027	谢琦娅	药学院	女	1999-08-01	1.55	51.20	21.31	正常	27
0028	吴丹颖	生物技术学院	女	2000-01-29	1.58	53.10	21.27	正常	21
0029	郑奇泽	护理学院	男	1998-10-24	1.69	50.50	17.68	偏瘦	11
0030	陈悦怡	公共卫生学院	女	1999-08-07	1.67	51.00	18.29	偏瘦	14
		平均值			1.66	59.61	21.58		
		最大值			1.82	85.60	28.33		
		最小值			1.52	43.00	16.75		
		体检学生人数			30				

图 3.32　利用 COUNT 函数统计数据

7. 使用统计函数（COUNTIF）计算 BMI 分级异常人数

COUNTIF 函数是 COUNT 函数的升级，用于统计满足某个条件的单元格的数量。下面统计"学生体检表"中 BMI 分级为正常的人数。

（1）函数的参数设置。在表中选中单元格 F38，单击编辑框左边的 fx 按钮，弹出"插入函数"对话框，在"选择函数"列表框中选择"COUNTIF"，然后单击"确定"按钮，打开"函数参数"对话框。在"Range"文本框中输入"I3:I32"，在"Criteria"文本框中输入"正常"，最后单击"确定"按钮，统计出的 BMI 分级为正常的人数显示在单元格 F38 中。

（2）计算 BMI 分级异常人数。该人数等于体检学生人数减去 BMI 分级正常人数，故在单元格 F39 中输入"＝F37－F38"，结果如图 3.33 所示。

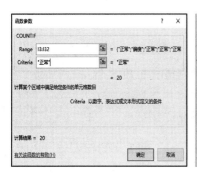

序号	姓名	系别	性别	出生年月	身高(米)	体重（千克）	体指数	BMI分级	身高排名
0028	吴丹颖	生物技术学院	女	2000-01-29	1.58	53.10	21.27	正常	21
0029	郑奇泽	护理学院	男	1998-10-24	1.69	50.50	17.68	偏瘦	11
0030	陈悦怡	公共卫生学院	女	1999-08-07	1.67	51.00	18.29	偏瘦	14
		平均值			1.66	59.61	21.58		
		最大值			1.82	85.60	28.33		
		最小值			1.52	43.00	16.75		
		体检学生人数			30				
		BMI分级正常人数			20				
		BMI分级异常人数			10				

图 3.33　COUNTIF 函数的使用

8. 条件格式设置

对 BMI 分级区域设置条件格式，BMI 分级为"肥胖"的单元格用红色底纹显示，BMI 分级为"偏瘦"的单元格用橙色底纹显示。

在工作表"编辑和计算"中选中单元格区域 I3:I32，单击"开始"→"样式"→"条件格式"按钮，在弹出的下拉列表中选择"突出显示单元格规则"→"文本包含"，在弹出的"文本中包含"对话框左边的文本框中输入"肥胖"，在"设置为"下拉列表框中选择"自定义格式…"，如图 3.34 所示。然后在弹出的"设置单元格格式"对话框中选择"填充"选项卡，将背景色选择为"红色"，最后单击"确定"按钮。用同样的方法将 BMI 分级为"偏瘦"的单元格设置为橙色底纹。设置后的效果如图 3.35 所示。

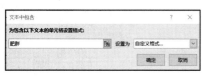

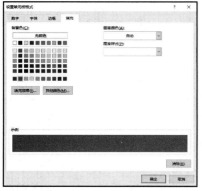

图 3.34　条件单元格的设置

序号	姓名	系别	性别	出生年月	身高(米)	体重（千克）	体指数	BMI分级	身高排名
0010	郑婵凝	临床医学院	女	1999-03-27	1.65	75.60	27.77	超重	15
0011	杨青婵	药学院	女	1999-04-29	1.58	43.00	17.22	偏瘦	21
0012	梁士保	生物技术学院	男	1999-08-17	1.75	66.50	21.71	正常	7
0013	秦震梁	护理学院	女	1998-10-26	1.58	56.40	22.59	正常	21
0014	孙婕冰	公共卫生学院	女	1999-03-05	1.52	54.50	23.59	正常	30
0015	王倩宁	医学检验学院	女	1998-07-14	1.57	44.90	18.22	偏瘦	26
0016	秦行	公共卫生学院	男	2000-10-05	1.75	60.00	19.59	正常	7
0017	赵姵瑶	临床医学院	女	1998-10-21	1.61	55.90	21.57	正常	17
0018	王嘉贵	临床医学院	女	1998-11-11	1.69	80.90	28.33	肥胖	11

图 3.35　条件单元格的设置效果

实验 3　数据管理和分析

【实验目的】

（1）了解数据排序、筛选、分类汇总、数据透视表、数据透视图的概念。

（2）掌握对工作表的数据进行排序、筛选、分类汇总的操作方法。

（3）掌握在工作表中创建数据透视表和数据透视图的操作方法。

【实验内容】

在"素材"文件夹中找到并打开"学生体检表.xlsx"文件。

1. 数据准备

（1）单击"新工作表"按钮，新建一张工作表并将其重命名为"数据排序和筛选"。

（2）打开工作表"编辑和计算"，选中单元格区域 A2:J32 并右击，在弹出的快捷菜单中选择"复制"命令，选中"数据排序和筛选"工作表的 A1 单元格并右击，在弹出的快捷菜单中选择"粘贴选项"命令下方的"值"按钮（第 2 项），如图 3.36 所示，将数据（不带格式与公式）复制到"数据排序和筛选"工作表的单元格区域 A1:J31 中。

（3）选中单元格区域 E2:E31 并右击，在弹出的快捷菜单中选择"设置单元格格式"命令，通过"自定义"选项设置日期的显示格式为 yyyy-mm-dd。将 H 列的数据（单元格区域 H2:H31）的有效小数位数设置为 2 位。

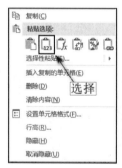

图 3.36　数据复制

2. 数据排序

（1）简单排序。将数据按照身高从高到低的顺序简单排序。

单击选中"身高（米）"列的任意一个单元格。选择"数据"选项卡，在"排序和筛选"组中单击"升序"按钮 ⍖，数据将按照身高由高到低进行排列，结果如图 3.37 所示。

▲	A	B	C	D	E	F	G	H	I	J
1	序号	姓名	系别	性别	出生年月	身高(米)	体重（千克）	体指数	BMI分级	身高排名
2	0020	梁功伯	生物技术学院	男	1999-03-29	1.82	67	20.23	正常	1
3	0021	陈晨腾	药学院	男	2001-05-13	1.81	85.6	26.13	超重	2
4	0008	杨腾松	公共卫生学院	男	1999-07-28	1.79	76.5	23.88	正常	3
5	0022	谢松军	生物技术学院	男	1999-05-17	1.79	60	18.73	正常	3
6	0005	赵林民	生物技术学院	男	1998-10-04	1.78	65.9	20.80	正常	5
7	0025	赵奇士	医学检验学院	男	1998-11-06	1.76	65.2	21.05	正常	6
8	0003	李炎	医学检验学院	男	1998-10-01	1.75	65.1	21.26	正常	7
9	0012	梁士保	生物技术学院	男	1999-08-17	1.75	66.5	21.71	正常	7
10	0016	秦行	公共卫生学院	男	2000-10-05	1.75	60	19.59	正常	7
11	0009	周宏腾	临床医学院	男	1999-03-04	1.73	59.2	19.78	正常	10
12	0018	王嘉贵	临床医学院	女	1998-11-11	1.69	80.9	28.33	肥胖	11
13	0029	郑奇泽	护理学院	男	1998-10-24	1.69	50.5	17.68	偏瘦	11
14	0019	陈飘荷	药学院	女	1999-06-03	1.68	60.4	21.40	正常	13

图 3.37　按身高由高到低排列

（2）多条件排序。按图 3.38 所示对"数据排序和筛选"工作表的数据进行多条件排序。

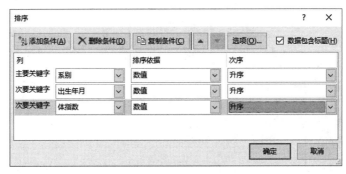

图 3.38　"排序"对话框

选中数据区的任意单元格，然后选择"数据"选项卡，在"排序与筛选"组中单击"排序"按钮，打开"排序"对话框，在"主要关键字"下拉列表框中选择"系别"，在"排序依据"下拉列表框中选择"数值"，在"次序"下拉列表框中选择"升序"。以"出生年月"为次要关键字，"体指数"为第三关键字，按升序对数据进行多条件排序。

3. 数据筛选

（1）筛选出"药学院"的学生数据。

①选中数据区的任意单元格，如单元格 B3，在"数据"选项卡的"排序和筛选"组中单击"筛选"按钮，表头字段右边出现下拉按钮" ▼ "。单击"系别"单元格右边的下拉按钮" ▼ "，在弹出的下拉列表中仅勾选"药学院"项前的复选框，单击"确定"按钮，即可得到如图 3.39 所示的系别为"药学院"的数据筛选结果。

②再次单击"筛选"按钮，恢复显示全部数据。

（2）筛选"体指数"是"24"以上的学生记录。

①选择要自动筛选的单元格区域，单击"数据"选项卡的"排序和筛选"组中的"筛选"按钮。

②单击"体指数"单元格右侧的下拉按钮" ▼ "，在打开的下拉列表中选择"数字筛选"选项，在打开的下拉列表中选择"自定义筛选"选项。打开"自定义自动筛选方式"对话框，在其中设置筛选条件，如图 3.40 所示。

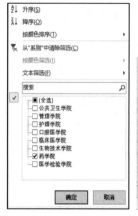

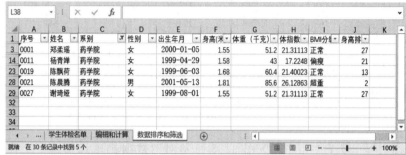

图 3.39　筛选系列为"药学院"的数据

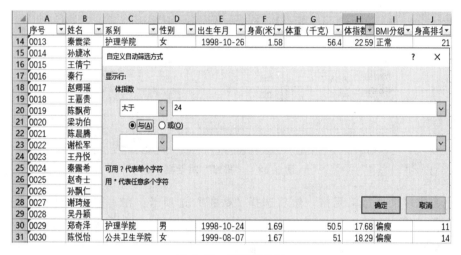

图 3.40　自定义筛选

③设置完成后，单击"确定"按钮，结果如图 3.41 所示。

	A	B	C	D	E	F	G	H	I	J
1	序号	姓名	系别	性别	出生年月	身高(米)	体重（千克）	体指数	BMI分级	身高排名
8	0007	何元全	医学检验学院	女	1999-05-24	1.58	64	25.64	超重	21
11	0010	郑婵凝	临床医学院	女	1999-03-27	1.65	75.6	27.77	超重	15
19	0018	王嘉贵	临床医学院	女	1998-11-11	1.69	80.9	28.33	肥胖	11
22	0021	陈晨腾	药学院	男	2001-05-13	1.81	85.6	26.13	超重	2
27	0026	孙飘仁	生物技术学院	女	1998-12-28	1.54	59	24.88	超重	29

图 3.41　筛选结果

（3）筛选"男身高超过 1.78 米"和"女身高超过 1.66 米"的学生记录。

高级筛选功能可以筛选出同时满足两个或两个以上约束条件的数据。

①打开工作表"数据排序与筛选"，取消上一步的筛选操作，复制单元格 D1 中的"性别"和单元格 F1 中的"身高（米）"到新的单元格中，这里选择单元格 L3 和 M3。

②在"性别"下方的单元格中分别输入"男"和"女"，在"身高"下方的单元格中分别输入"＞1.78""＞1.66"，表示筛选条件为"男身高超过 1.78 米"和"女身高超过 1.66 米"，如图 3.42 所示。

	H	I	J	K	L	M
1	体指数	BMI分级	身高排名			
2	21.31	正常	27			
3	16.75	偏瘦	15		性别	身高(米)
4	21.26	正常	7		男	>1.78
5	21.76	正常	20		女	>1.66

图 3.42　输入筛选条件

	H	I	J	K	L	M
1	体指数	BMI分级	身高排名			
2	21.31	正常	27			
3	16.75	偏瘦	15		性别	身高(米)
4	21.26	正常	7		男	>1.78
5	21.76	正常	20		女	>1.66

图 3.43　选择条件区域

③选中筛选区域中的任意单元格或者选择筛选区域，单击"数据"选项卡的"排序和筛选"组中的"高级"按钮 高级，打开"高级筛选"对话框。选中"将筛选结果复制到其他位置"选项，并选择需要进行筛选的列表区域和条件区域，这里将列表区域设置为整个表格区域，条件区域则选择之前条件所在的单元格，即单元格区域 L3:M5，如图 3.43 所示。

④在"复制到"对话框中选择筛选结果存放的位置，如图 3.44 所示。单击"确定"按钮，完成筛选，结果如图 3.45 所示。

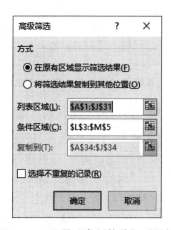

图 3.44　设置"高级筛选"对话框

34	序号	姓名	系别	性别	出生年月	身高(米)	体重（千克）	体指数	BMI分级
35	0008	杨腾松	公共卫生学院	男	1999-07-28	1.79	76.5	23.88	正常
36	0018	王嘉贵	临床医学院	女	1998-11-11	1.69	80.9	28.33	肥胖
37	0019	陈飘荷	药学院	女	1999-06-03	1.68	60.4	21.40	正常
38	0020	梁功伯	生物技术学院	男	1999-03-29	1.82	67	20.23	正常
39	0021	陈晨腾	药学院	男	2001-05-13	1.81	85.6	26.13	超重
40	0022	谢松军	生物技术学院	男	1999-05-17	1.79	60	18.73	正常
41	0030	陈悦怡	公共卫生学院	女	1999-08-07	1.67	51	18.29	偏瘦

图 3.45　筛选结果

4. 分类汇总

（1）利用分类汇总功能，按性别统计男生和女生的身高平均值和体重平均值。

①新建一个工作表，并重命名为"分类汇总"，把"数据排序和筛选"的单元格区域 A1:J31 中的数据全部复制到"分类汇总"表。

②选择"分类汇总"工作表，按性别对数据进行排序，使同一性别的数据集中排在一起，方便后面的统计。

③选中数据区的任一单元格，选择"数据"选项卡，在"分级显示"组中单击"分类汇总"按钮，打开"分类汇总"对话框。在"分类字段"下拉列表框中选择"性别"，在"汇总方式"下拉列表框中选择"平均值"，在"选定汇总项"列表框中选中"身高""体重"两项，最后单击"确定"按钮，即可得到分类汇总结果。"分类汇总"后结果如图 3.46 所示。

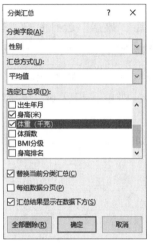

图 3.46　按性别分类汇总身高和体重的平均值

（2）利用分类汇总功能求出参加体检的不同性别人数。

由于在（1）的操作中已按性别进行排序，因此可直接执行"分类汇总"命令。当出现"分类汇总"对话框后，在"分类字段"下拉列表框中仍然选择"性别"，在"汇总方式"下拉列表框中选择"计数"，在"选定汇总项"列表框中仅选中"出生年月"，取消勾选"替换当前分类汇总"复选框，保证操作（1）的汇总结果不被替换，与此次分类汇总结果同时显示在分类汇总结果表上。最后单击"确定"按钮，得到如图 3.47 所示的结果。

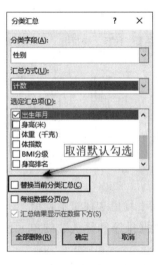
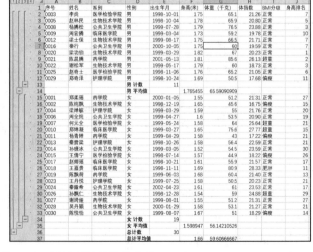

图 3.47　按性别统计体检人数

注："分类汇总"的汇总方式为计数，是指针对所选字段的非空单元格进行计数。所以在选择计数字段时，需要关注是否存在空单元格的情况，本例中所有字段的数据都为非空，所以统计任意字段的计数结果都一样。

5. 知识拓展：建立数据透视表

分类汇总是按照一个字段进行分类，然后对一个或多个字段进行汇总。但是，在实际工作中，有时还需要对多个字段进行分类后再汇总，此时使用"分类汇总"命令就难以完成。而利用 Excel 2016 提供的"数据透视表"命令则可以轻松完成这项工作。

（1）统计各专业的男生和女生人数及男女身高的平均值。

①新建一个工作表，并重命名为"数据透视表"，把工作表"数据排序和筛选"的单元格区域 A1:J31 中的数据全部复制到工作表"数据透视表"。

②选中数据列表中的任意一个单元格，选择"插入"选项卡，在"表格"组中单击"数据透视表"按钮，在弹出的"创建数据透视表"对话框中选中"请选择要分析的数据"栏中的默认选项"选择一个表或区域"，在"表/区域"编辑框中输入或用鼠标选取引用的单元格区域"$A$1:$J$31"。在对话框的"选择放置数据透视表的位置"栏中选中"现有工作表"选项。在"位置"编辑框中输入数据透视表的开始存放位置"$A$34"。单击"确定"按钮，一个空的数据透视表将添加到指定位置，并在工作表窗口右侧显示"数据透视表字段"任务窗格，如图 3.48 所示。

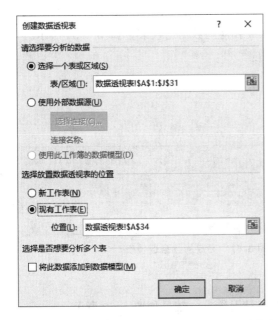
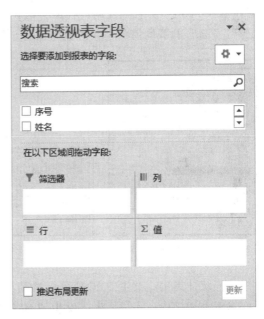

图 3.48 创建数据透视表和任务窗格

③在"数据透视表字段"任务窗格中选中"系别"字段并将其拖到下方的"行"区域，选中"性别"字段并将其拖到下方的"列"区域，此时在空的数据透视表中增加了"系别"分类行标签和"性别"分类列标签，如图 3.49 所示。

④汇总字段。继续拖动"姓名"字段到"值"区域，进行"计数"计算，得到各专业的男女同学人数。再拖动"身高（米）"字段到"值"区域中，由于对"身高（米）"的默认计算是"求和"，要改变计算类型，可单击"值"区域中"求和项：身高（米）"右侧的倒三角形按钮，从弹出的选项中选择"值字段设置"，弹出"值字段设置"对话框（见图 3.50），在"自定义名称"文本框中，将名称改为"身高的平均值（米）"，在"计算类型"列表框中选择"平均

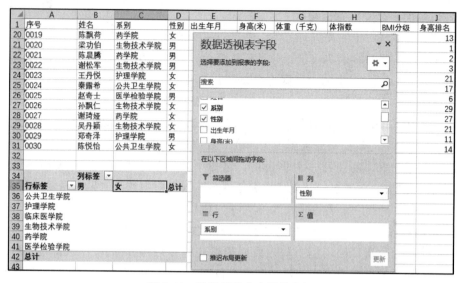

图 3.49 数据透视表字段的选择

值"，单击"确定"按钮。使用同样的方法，将"计数项：姓名"值字段名称改为"人数"，调整"身高"的平均值的小数位数为保留 2 位。最后得到数据透视表，如图 3.51 所示。

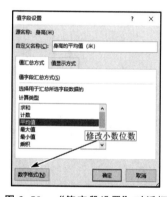

图 3.50 "值字段设置"对话框

行标签	列标签					
	男		女			
	人数	身高的平均值（米）	人数	身高的平均值（米）	人数汇总	身高的平均值（米）汇总
公共卫生学院	2	1.77	4	1.60	6	1.66
护理学院	1	1.69	3	1.58	4	1.61
临床医学院	1	1.73	3	1.65	4	1.67
生物技术学院	4	1.79	3	1.59	7	1.70
药学院	1	1.81	4	1.59	5	1.63
医学检验学院	2	1.76	2	1.58	4	1.67
总计	11	1.77	19	1.60	30	1.66

图 3.51 完成的数据透视表

（2）统计男生、女生的 BMI 分级情况。

参考上述操作，完成男生、女生的 BMI 分级情况统计。结果如图 3.52 所示。

6. 知识拓展：建立数据透视图

数据透视图将数据透视表的汇总数据以图形的形式显示。

（1）选中数据透视表"各专业的男生和女生人数"中的任一单元格。

（2）选择"数据透视表工具"→"分析"选项卡，在"工具"组中选择"数据透视图"，弹出"插入图表"对话框。

（3）在该对话框中选择图表的类型"簇状柱形图"，单击"确定"按钮，最终效果如图 3.53 所示。

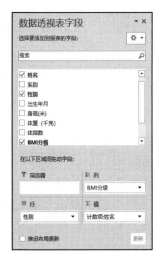

计数项:姓名 列标签

行标签	超重	肥胖	偏瘦	正常	总计
男	1		1	9	11
女	3	1	4	11	19
总计	4	1	5	20	30

图 3.52　男生、女生的 BMI 分级情况统计结果

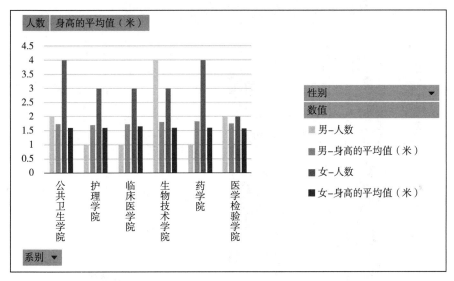

图 3.53　数据透视图

实验 4　数据的图表化

【实验目的】

（1）了解图表的组成，掌握各组成部分的意义与作用。

（2）了解和掌握 Excel 支持的图表类型，并能根据实际需要选择合适的图表类型制作相应图表。

（3）掌握利用图表向导制作常用图表的方法。

【实验内容】

通过制作体检数据图表，掌握利用图表向导制作柱形图、饼图和折线图的方法，并能正确应用它们来直观、形象地表示数据。

1. 柱形图：制作学生的身高柱形图

（1）新建一个工作表，并重命名为"数据图表化"，把工作表"数据排序和筛选"的单元格区域 A1:J31 的数据全部复制到工作表"数据图表化"。

（2）选中单元格区域 B1:B31，然后按住 Ctrl 键，选中单元格区域 F1:F31，即同时选中两个不连续的单元格区域。选择"插入"选项卡，在"图表"组中单击"插入柱形图或条形图"下拉按钮，在弹出的下拉列表中选择"二维柱形图"栏的"簇状柱形图"（即第 1 个），如图 3.54 所示，即可完成图表的插入。

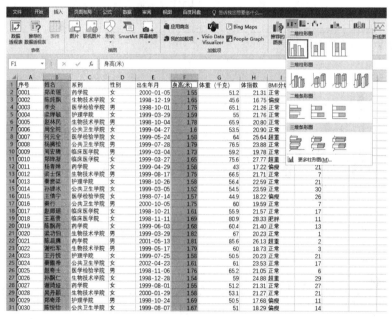

图 3.54 插入图表

（3）更改图表标题。右击图表区上方中间位置的"身高（米）"标签，在弹出的快捷菜单中选择"编辑文字"命令，将其重命名为"个人身高图"，如图 3.55 所示。

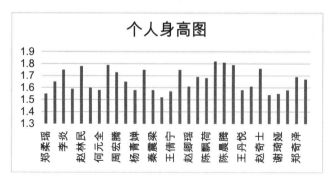

图 3.55 个人身高图

（4）添加图例。选中图表，在图表右上方会弹出 3 个按钮，单击"图表元素"按钮（第 1 个），在弹出的复选框中单击"图例"，即在图表右侧中间位置添加图例。

（5）设置图表背景。双击图表空白处，窗口右侧弹出"设置图表区格式"任务窗格，如图 3.56 所示。选择"图表选项"，选中"填充"栏的"渐变填充"单选按钮，然后在"预设渐变"下拉列表框中选择"浅色渐变-个性色 3"（即第 1 行第 3 个），完成设置。

（6）双击"姓名"所在的坐标轴，窗口右侧弹出"设置坐标轴格式"任务窗格，在"大小与属性"选项下，设置文字方向为"竖排"，效果如图 3.57 所示。

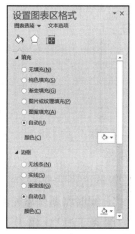

图 3.56　"设置图表区格式"任务窗格

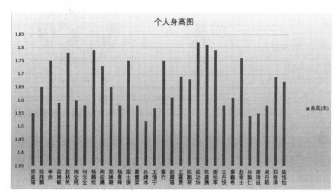

图 3.57　最终效果图

2. 饼图：利用实验 3 中的数据透视表生成 BMI 分级人数统计饼图

（1）新建一个工作表并重命名为"饼图和复合饼图"。

（2）数据转置处理。打开实验 3 中的男生、女生 BMI 分级情况数据透视表，首先选中数据透视表，然后选中工作表"饼图和复合饼图"中的单元格 A1 并右击，在弹出的快捷菜单中单击"选择性粘贴"→"选择性粘贴"命令，在弹出的"选择性粘贴"对话框中勾选"转置"复选框，如图 3.58 所示。得到数据后删除第 1 列，具体数据如图 3.59 所示。

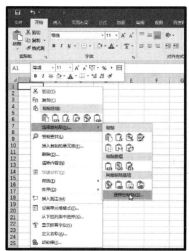

图 3.58　建立数据表

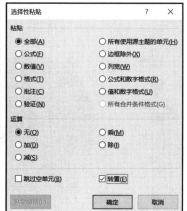

图 3.59　饼图数据表

（3）插入饼图。选中单元格区域 A2:A5 和 D2:D5，选择"插入"选项卡，在"图表"组中单击"插入饼图或圆环图"下拉按钮，在弹出的下拉列表中选择"二维饼图"栏的"饼图"（即第 1 个），即可完成图表的插入，如图 3.60 所示。

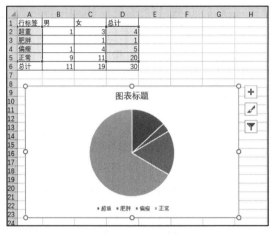

图 3.60　插入饼图示例

（4）更改图表标题和添加图例。单击选中图表区上方中间位置的"图表标题"文本框，再次单击进入标题编辑状态，将其重命名为"BMI 分级情况占比图"。同时将图例添加在右侧。

（5）设置数据标签。单击选中图表，此时选项卡区增加了"图表工具"。单击"设计"选项卡，在"图表布局"组中单击"添加图表元素"下拉按钮，在弹出的下拉列表中选择"数据标签"→"其他数据标签选项"命令，窗口右侧弹出"设置数据标签格式"任务窗格，如图 3.61 所示。选择"标签选项"，单击"标签选项"下方的"标签选项"按钮，出现标签复选项组，保持"值"复选框为选中状态，然后勾选"百分比"复选框。

（6）填充背景颜色。在图表区的任意位置单击鼠标右键，在弹出的快捷菜单中选择"设置图表区域格式"命令，选择"渐变填充"，在"预设渐变"下拉列表框中选择"浅色渐变-个性色 1"，最后得到如图 3.62 所示的二维饼图。

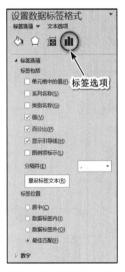

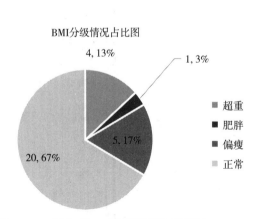

图 3.61　"设置数据标签格式"任务窗格　　　图 3.62　"二维饼图"效果图

＊3. 复合饼图

复合饼图又叫子母饼图，可以展示各个大类以及某个主要分类的占比情况。如果对上述的 BMI 分类为"超重"的男女组成比例比较感兴趣，需要用复合饼图来体现。

（1）将原表中的超重对应的人数删掉，用男生超重人数和女生超重人数的数据来代替显示。修改后数据表如图 3.63 所示。

（2）插入复合饼图。选中图 3.63 中的两列数据，选择"插入"选项卡，在"图表"组中单击"插入饼图或圆环图"下拉按钮，在弹出的下拉列表中选择"二维饼图"栏的"复合饼图"（即第 2 个），即可完成图表的插入，如图 3.64 所示。

分类	人数
肥胖	1
偏瘦	5
正常	20
男	1
女	3

图 3.63　数据表

图 3.64　插入复合饼图

（3）设置复合饼图的样式、数据标签和图表标题。选择"图表工具"→"设计"选项卡，在"图表样式"组中选择"样式 9"，增加"百分比"类型的数据标签，并将数据标签中的"其他"更改为"超重"，填充背景颜色为"渐变填充"，将图表标题改为"BMI 分级情况人数占比图"，效果如图 3.65 所示。

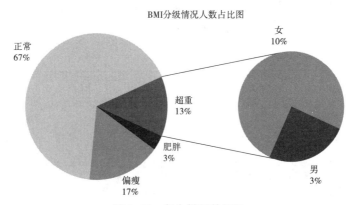

图 3.65　复合饼图效果图

＊4. 组合图：根据身高、体重和体指数生成带有折线的柱形图

（1）数据准备。新建一个工作表并重命名为"组合图"，把工作表"数据排序和筛选"的单元格区域 A1：J31 的数据复制到工作表"组合图"中。在"身高（米）"和"体重

（千克）"两列之间插入一辅助列，命名为"辅助数据"，并将这一列的数据全部填充为 0，选中"姓名""身高（米）""辅助数据""体重（千克）"和"体指数"5 列数据。

（2）插入柱形图。单击"插入"选项卡的"图表"组中的"插入柱形图或条形图"下拉按钮 ，在"二维柱形图"栏中选择"簇状柱形图"，然后将图表调整至合适大小。

（3）选中"体指数"数据系列，单击鼠标右键，在弹出的快捷菜单中选择"更改系列图表类型"命令，在弹出的"更改图表类型"对话框中的"体指数"下拉列表框中选择"带数据标记的折线图"，如图 3.66 所示。

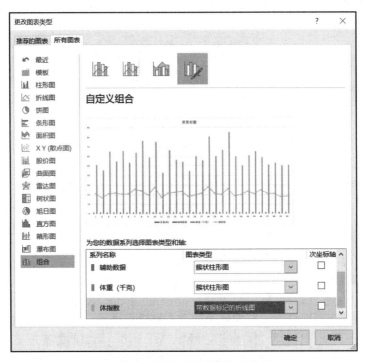

图 3.66 "更改图表类型"对话框

（4）选中"身高（米）"数据系列，单击鼠标右键，在弹出的快捷菜单中选择"设置数据系列格式"命令，弹出"设置数据系列格式"任务窗格，选择系列绘制在"次坐标轴"，系列重叠设置为 0%，如图 3.67（a）所示。

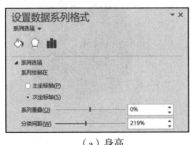

（a）身高   （b）体重

图 3.67 设置数据系列格式

（5）参考步骤（4），设置"体重（千克）"数据系列，系列重叠设置为-100%，分类间距设置为 0%，如图 3.67（b）所示。

（6）为纵坐标轴添加单位。双击"垂直（值）轴"，弹出"设置坐标轴格式"任务窗格，选择"坐标轴选项"下的"数字"选项，在"格式代码"中添加单位"千克"，然后单击"添加"按钮，如图 3.68 所示。以同样的方法为右侧的"次坐标轴垂直（值）轴"添加单位"米"。

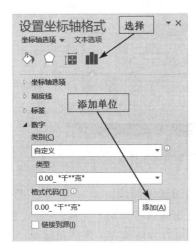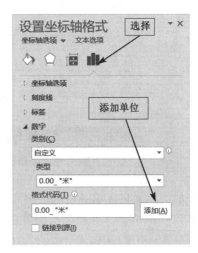

图 3.68　为纵坐标轴添加单位

（7）删除"辅助数据"列和相应的图例，单击"图表标题"文本框，在其中输入"身高、体重、体指数一览表"，如图 3.69 所示。

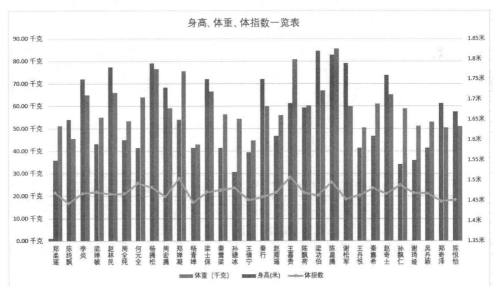

图 3.69　组合图

【综合练习】

1. 公式中对单元格的相对引用和绝对引用的练习
打开素材文件夹中的工作簿"饮料销售表.xlsx"，该工作簿的工作表"Sheet1"中有一张"今日饮料零售情况统计表",此表没有编辑完成,请完成此表的编辑。完成编辑后的工作表应如图 3.70 所示。

	名称	包装单位	零售单价	销售量	销售额	利润
1	今日饮料零售情况统计表					
2	日期:	2021/7/26		利润率:		30%
4	名称	包装单位	零售单价	销售量	销售额	利润
5	可乐	听	3.00	25	75	22.5
6	雪碧	听	2.80	45	126	37.8
7	美年达	瓶	2.80	62	173.6	52.08
8	健力宝	瓶	2.90	95	275.5	82.65
9	汽水	瓶	1.50	23	34.5	10.35
10	矿泉水	瓶	1.80	88	158.4	47.52
11	合计				¥ 843.00	¥ 252.90

图 3.70 今日饮料零售情况统计表

（1）合并居中单元格区域 A1:F1,并对标题设置下画线。

（2）在单元格 B2 中输入系统当前的日期（利用函数 TODAY 完成）,并设置成如图 3.70 所示的格式。在单元格 F2 中输入"0.3",并设置成百分比格式。将"包装单位"列填写完。

（3）用公式计算"销售额"和"利润"两列。

（4）用"自动求和"按钮 Σ 计算"合计"行。

2. 公式中对单元格的混合引用练习

新建工作簿,在工作表"Sheet1"中制作一张如图 3.71 所示的九九乘法表,以"九九乘法表.xlsx"为名保存工作簿。

	A	B	C	D	E	F	G	H	I	J
1	九九乘法表									
2		1	2	3	4	5	6	7	8	9
3	1	1×1=1	1×2=2	1×3=3	1×4=4	1×5=5	1×6=6	1×7=7	1×8=8	1×9=9
4	2	2×1=2	2×2=4	2×3=6	2×4=8	2×5=10	2×6=12	2×7=14	2×8=16	2×9=18
5	3	3×1=3	3×2=6	3×3=9	3×4=12	3×5=15	3×6=18	3×7=21	3×8=24	3×9=27
6	4	4×1=4	4×2=8	4×3=12	4×4=16	4×5=20	4×6=24	4×7=28	4×8=32	4×9=36
7	5	5×1=5	5×2=10	5×3=15	5×4=20	5×5=25	5×6=30	5×7=35	5×8=40	5×9=45
8	6	6×1=6	6×2=12	6×3=18	6×4=24	6×5=30	6×6=36	6×7=42	6×8=48	6×9=54
9	7	7×1=7	7×2=14	7×3=21	7×4=28	7×5=35	7×6=42	7×7=49	7×8=56	7×9=63
10	8	8×1=8	8×2=16	8×3=24	8×4=32	8×5=40	8×6=48	8×7=56	8×8=64	8×9=72
11	9	9×1=9	9×2=18	9×3=27	9×4=36	9×5=45	9×6=54	9×7=63	9×8=72	9×9=81

图 3.71 九九乘法表

提示：在单元格 B3 内输入公式"= $ A3 & "×" & B $ 2 & "=" & $ A3 * B $ 2"。

3. 打开素材文件夹中的工作簿"护士综合素质测评表.xlsx",完成以下操作要求

（1）在工作簿"护士综合素质测评表.xlsx"中,制作如图 3.72 所示的"护士综合素质测评表"。

（2）按照图 3.72 所示填充"护士工号"列的数据。

（3）设置标题行单元格合并居中,文字设置为宋体、16 磅、加粗、居中、红色,行高为 34。

（4）设置表头行的字体加粗并填充黄色底纹，单元格区域 A12:I16 填充浅绿色底纹，所有单元格内容居中对齐，设置表格的外边框为蓝色粗线，内部为细表格线。

（5）设置工作表中的成绩保留 1 位小数，并把所有评分低于 85 的单元格用红色加粗的形式标注出来。

（6）使用公式计算年度总成绩（年度总成绩＝病人满意度×20％＋工作态度×30％＋工作能力×50％）。

（7）根据护士的年度总成绩进行评定，综合得分 93 分及以上为优秀，90～92 分为良好，85～89 分为及格。

（8）使用公式或函数计算护士评分的最高分、最低分、护士人数、优秀率以及排名。

（9）使用"表格样式中等深浅 7"对整体表格（除标题行外）进行修饰。

护理综合素质考核表							
护士工号	护士姓名	病人满意度	工作态度	工作能力	年度总成绩	排名	评定情况
1011	萧煜	94.75	94.50	94.00	94.30	1	优秀
1014	柳晓琳	93.75	94.00	93.75	93.83	2	优秀
1004	曾云儿	93.50	94.50	92.50	93.30	3	优秀
1001	江雨薇	91.75	92.75	93.75	93.05	4	优秀
1009	陈小旭	93.25	91.25	94.00	93.03	5	优秀
1003	林晓彤	94.25	93.00	92.00	92.75	6	良好
1013	杨清清	91.50	92.50	93.25	92.68	7	良好
1012	陈露	92.00	93.50	91.75	92.33	8	良好
1018	赵震	91.50	89.50	93.25	91.78	9	良好
1016	乔小麦	91.25	91.50	91.25	91.33	10	良好
1010	薛婧	89.00	90.75	92.25	91.15	11	良好
1017	丁欣	86.75	91.00	93.00	91.15	11	良好
1007	蔡小蓓	94.25	93.00	88.25	90.88	13	良好
1005	邱月清	88.25	94.25	89.75	90.80	14	良好
1008	尹南	91.50	91.75	89.00	90.33	15	良好
1015	杜媛媛	90.75	92.00	83.25	87.38	16	合格
1002	郝思嘉	87.75	90.75	84.25	86.90	17	合格
1006	沈沉	90.75	83.25	84.75	85.50	18	合格
最高分		94.75	94.50	94.00	94.30		
最低分		86.75	83.25	83.25	85.50		
护士人数		18					
优秀率		33%					

图 3.72　"护士综合素质测评表"的效果图

第4章
PowerPoint 2016 演示文稿制作

实验 1　演示文稿的基本操作

【实验目的】

（1）掌握 PowerPoint 演示文稿的创建及保存方法。

（2）掌握演示文稿中数据对象的输入、编辑和格式编排方法。

（3）掌握幻灯片的添加、移动、复制和删除等操作。

（4）掌握演示文稿格式化、美化的方法以及色彩的调整方法。

（5）掌握幻灯片的动画效果和声音效果的设置方法。

（6）掌握演示文稿的各种屏幕放映方式。

（7）了解演示文稿不同的视图效果，掌握母版不同的视图功能。

【实验内容】

1. 新建和编辑演示文稿

（1）启动 PowerPoint 2016，新建一个演示文稿，选择主题为"肥皂"。

（2）第 1 张幻灯片采用"标题幻灯片"版式，在主标题框中输入文字"声律启蒙"，在副标题框中输入文字"一东"。

（3）第 2 张幻灯片采用"标题和内容"版式，输入如下内容并进行相关设置：标题为"一东"，文字方向为竖排；正文文本为素材文件"声律启蒙.docx"的第 1 段；所有文本居中对齐。

（4）复制第 2 张幻灯片到演示文稿末尾，形成第 3 张幻灯片，并进行以下操作：正文文本为素材文件"声律启蒙.docx"的第 2 段；单击"开始"→"段落"→"文字方向"下拉按钮，将文字方向设置为竖排。

（5）同样，复制第 3 张幻灯片，正文文本为素材文件"声律启蒙.docx"的第 3 段，形成第 4 张幻灯片。单击"开始"→"段落"→"添加或删除栏"下拉按钮，选择"更多栏"命令，设置栏数量为 2，间距为 1.5 厘米。设置所有的正文文字为"华文楷体，28"，设置标题文字为"华文楷体，48"。效果如图 4.1 所示。

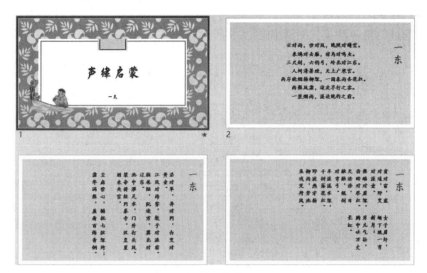

图 4.1　样张 1

（6）设置放映方式为"观众自行浏览"。

（7）设置自定义放映：顺序放映第 2、3、4 张幻灯片，自定义放映名称为"一东"。

（8）将演示文稿以"声律启蒙.pptx"为文件名保存到自己的文件夹中。

（9）打开素材文件夹，把"国学启蒙.pptx"文件的第 1 张幻灯片导入到"声律启蒙.pptx"文件，作为其最后一张幻灯片。

（10）设置"声律启蒙.pptx"文件的所有幻灯片每隔 3 s 切换。

2. 幻灯片美化及动画效果

（1）修改第 1 张幻灯片，要求如下。

①标题字号为 72，字体为"字魂 74 号-飞墨手书"，若无此字体，可用"华文楷体"代替。在"绘图工具"→"格式"→"艺术字样式"组中将文本效果设置为发光；8 pt；深绿，个性色 5。

②将副标题文本"一东"的字号设置为 26，字体为"字魂 74 号-飞墨手书"或"华文楷体"。

③插入图片"背景 1.png"，如图 4.2 所示。将整张幻灯片的所有文字对象动画均设为进入时"淡化"效果，计时为"中速 2 秒"。图片动画设置为"飞入"，效果方向为"自左侧"，计时为"慢速 3 秒"。

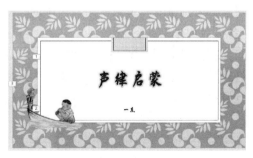

图 4.2　样张 2

（2）利用母版更改第2～4张幻灯片的背景图片。进入幻灯片母版视图，选择"标题和内容"版式，插入"背景2.jpg"，调整其大小以适应背景。回到普通视图，对第2～4张幻灯片背景进行统一替换。效果如图4.3所示。

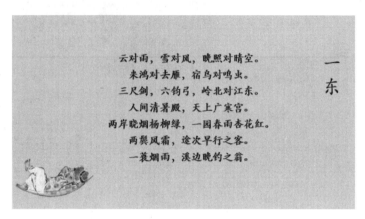

图4.3 样张3

（3）对第1张幻灯片再进行如下设置：插入素材文件夹中的"音乐.mp3"文件，在"音频工具"→"播放"选项卡的"音频选项"组中设置为"自动"播放，勾选"跨幻灯片播放"复选框，并要求在幻灯片放映时隐藏声音图标，在"动画窗格"任务窗格中将音频播放的次序调整为0，如图4.4所示。

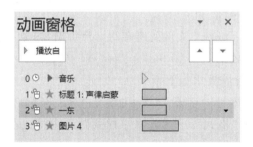

图4.4 "动画窗格"任务窗格

3. 演示文稿视图和母版视图

（1）打开素材文件夹中的"声律启蒙.pptx"文件，单击"视图"选项卡，分别使用"演示文稿视图"组中的"普通""大纲视图""幻灯片浏览""备注页""阅读视图"查看演示文稿，观察各视图的效果。

（2）单击"视图"选项卡，分别查看"母版视图"组中的"幻灯片母版""讲义母版""备注母版"的设置，了解各母版的作用。

（3）页面设置和打印预览。在"设计"选项卡的"自定义"组中单击"幻灯片大小"下拉按钮，在下拉列表中进行页面大小的设置。单击"文件"选项卡的"打印"命令，在右侧的"打印预览"框中预览打印效果，如图4.5所示。

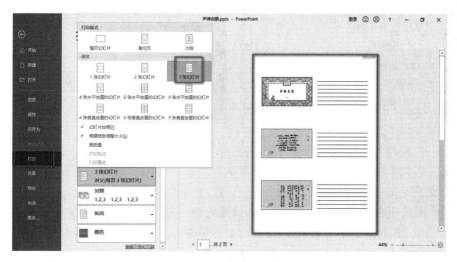

图 4.5　预览打印效果

实验 2　演示文稿的交互功能及幻灯片放映设置

【实验目的】

（1）掌握按钮的创建、交互功能的设置方法。

（2）掌握通过幻灯片母版调整布局的方法。

（3）掌握幻灯片放映操作及放映方式的设置方法。

（4）了解演示文稿与 Word 信息交互的方法。

【实验内容】

1. PowerPoint 交互效果设置及放映设置

（1）打开素材文件夹中的"CAB 急救步骤 .pptx"，在第 6 张幻灯片后插入一张新的幻灯片用于交互式提问。当在错误的选项上单击时，在选项的右边显示交互判断结果，即"×"或"√"。当选择正确时，在空括号中出现正确答案。

具体操作步骤如下（文字见素材文档"CAB 急救步骤文字 .docx"）。

①单击"开始"→"幻灯片"→"新建幻灯片"命令，新建一张幻灯片，版式选择为"仅标题"。

②在标题文本框中输入"1. 对成人进行心肺复苏时打开气道的最常用的方式为（　）"，然后插入 4 个文本框，分别输入 A～D 4 个选项的内容，每个选项均为独立文本框，如图 4.6 所示。

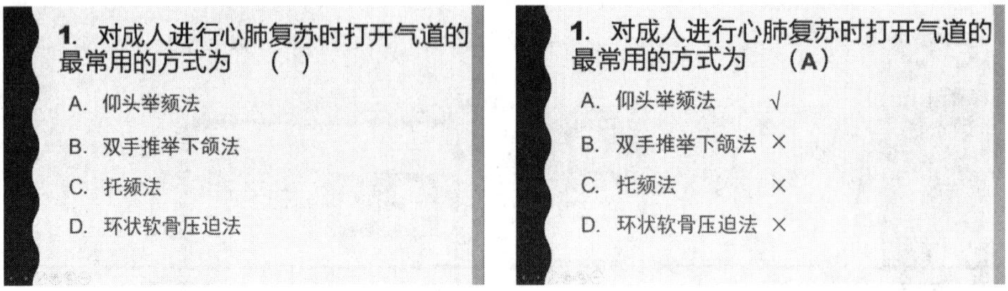

图 4.6　样张 4

③插入 4 个文本框，出现在每个选项文本的末尾，给出对各项的判断情况，即"√"或"×"，如图 4.6 所示。

④选中 A 选项右边的"√"，设置动画效果为"出现"，在"动画窗格"任务窗格中选中该动画，单击其右侧的下拉按钮，选择"效果选项"，在弹出的对话框中选择"计时"选项卡，在"开始"下拉列表框中选择"单击时"，单击"确定"按钮。然后单击"高级动画"组中的"触发"→"单击"，在弹出的菜单中选择"A"对应的文本框。

⑤单击正确答案时不仅要显示"√"，而且字母"A"要在题目中显现出来。插入一个文本框，输入"A"，将其放入指定括号位置，设置动画效果为"出现"，按照④的方法，在"计时"→"开始"下拉列表框中选择"与上一动画同时"（效果为单击正确答案时，"√"和"A"同时出现）。

⑥参照对 A 选项设置的方法完成对 B～D 各选项的设置，其符号为"×"，操作步骤同上。效果为单击不正确的选项时，括号中不显示答案，且相应选项右边不出现"×"。

⑦放映演示文稿，单击各选项，测试能否给出正确的判断。

⑧后续两个幻灯片参照以上方法，检验动画是否能正常演示。

（2）设置所有幻灯片的切换方式为"随机线条"，效果选项为"垂直"。

（3）单击"视图"→"母版视图"→"幻灯片母版"按钮，打开幻灯片母版，在其右下角添加"前翻"和"后翻"按钮，分别设置这两个按钮的动作为单击时到达"上一张幻灯片""下一张幻灯片"。单击"插入"→"插图"→"形状"下拉按钮，可以找到各种动作按钮。利用此功能，单独为第 7 张幻灯片的正确选项添加一个动作按钮——"声音"，要求效果：将鼠标指针移动到正确选项处并单击时，发出"鼓掌"声。具体设置如图 4.7 所示。同时调整形状格式：形状填充和形状轮廓都选择"无"，达到隐藏效果。

（4）放映幻灯片，观看演示效果。将演示文稿以"CAB 急救步骤 2.pptx"为文件名另存到自己的文件夹中。

（5）设置放映方式。当对幻灯片进行放映时，可设置为演讲者与观众看到不同界面显示的内容（注：需要 2 台显示器）。设置步骤如下。

①按快捷键"Win+P"，在弹出的界面中选择"扩展"。

②单击"幻灯片放映"→"设置"→"设置幻灯片放映"按钮，在弹出的对话框中进行相应设置。

③按 F5 功能键放映幻灯片即可使观众和演讲者看到不同的界面。

④把完成设置后的"CAB 急救步骤 2.pptx"文件保存、关闭。

2. 理解 PPT 模板、母版、版式及主题的定义和作用

模板文件（.pptx 文件）：记录了用户对幻灯片母版、版式和主题组合所做的任何自定

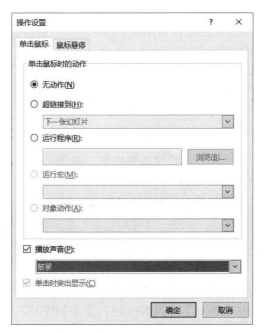

图 4.7　设置"声音"按钮

义修改。可以模板为基础在以后重复创建相似的演示文稿，从而将所有幻灯片上的内容设置成一致的格式。

幻灯片母版：存储有关应用的设计模板信息的幻灯片，包括字形、占位符大小或位置、背景设计和配色方案。

版式：幻灯片上标题和副标题文本、图片、表格、图表、自选图形和视频等元素的排列方式。

主题：一组统一的设计元素，使用颜色、字体和图形设置文档的外观，以及幻灯片使用的背景。

3. 将演示文稿转换成讲义

打开素材文件夹下的"CAB 急救步骤 .pptx"演示文稿，把演示文稿导出，转换成 Word 讲义，并把该 Word 讲义文档保存为"CAB 急救步骤讲义 .docx"。

思考题：如何将带大纲级别的 Word 文档发送到 PowerPoint，自动生成幻灯片？

实验 3　应用综合案例

【实验目的】

(1) 掌握幻灯片模板的构成及其设置方法。

(2) 掌握利用占位符输入文字、插入图片的方法。

（3）掌握绘制形状、编辑形状、设置形状格式的方法。

（4）掌握插入 SmartArt 图形及编辑并综合运用序列动画的方法。

（5）掌握绘制表格及综合运用表格样式的方法。

（6）了解修改图片样式、导入媒体的方法，以及幻灯片超链接技术。

【实验内容】

制作一个"单人徒手心肺复苏术操作流程详解"演示文稿

本例将结合本章所学知识制作一个"单人徒手心肺复苏术操作流程详解"演示文稿，帮助用户进一步掌握和巩固 PowerPoint 2016 的相关内容。

首先打开 PowerPoint 2016，新建一个演示文稿，通过幻灯片浏览视图了解模板构成，根据幻灯片实际需求保留幻灯片版式，对其添加或删除文本、形状、表格、图表等对象，并对其进行设置和美化，然后为幻灯片添加切换动画。

（1）新建一个演示文稿，在"搜索联机模板和主题"文本框中输入关键词"医疗"，选择"医疗设计演示文稿（宽屏）"或其他布局，将其命名为"单人徒手心肺复苏术操作流程详解"。

（2）单击"视图"→"演示文稿视图"→"幻灯片浏览"按钮，通过幻灯片浏览视图了解模板布局，根据情况挑选试用页面并留存备用。

（3）回到普通视图，在首页标题布局占位符中输入文本"心肺复苏术"，在"绘图工具"→"格式"→"艺术字样式"组中对标题样式进行更改，设置为"红色，个性色1，50％；清晰阴影，个性色1"。副标题为"单人徒手心肺复苏术操作流程详解"，颜色为黑色，字体为微软雅黑，字号根据页面情况调整。效果如图 4.8 所示。

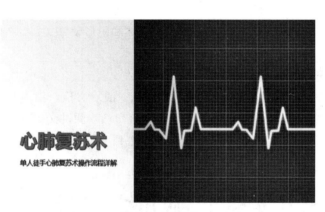

图 4.8　样张 5

（4）选中第 2 张幻灯片，在标题行输入文字"心肺复苏（cardiopulmonary resuscitation，CPR）"，在正文文本框中输入如图 4.9 所示的文字。单击"插入"→"插图"→"形状"下拉按钮，选择"心形"，在右侧空白处插入形状。在"设置形状格式"任务窗格中单击"效果"选项，更改三维格式为"顶部棱台"，底部棱台的宽度、高度均为 7 磅，深度为 10 磅，光源为 30°，三维旋转中的 X 旋转为 325°。单击该形状，输入文本"CPR"，字体为 Arial，字号 36，将艺术字样式设置为"填充：白色，个性色2，内部阴影"。选中"心形"

形状，在"动画"→"动画"组中选择"弹跳"选项，单击"动画"组右下角的"对话框启动器"按钮 📂，在弹出的对话框中将"计时"选项卡中的"期间"改为"慢速（3 秒）"。

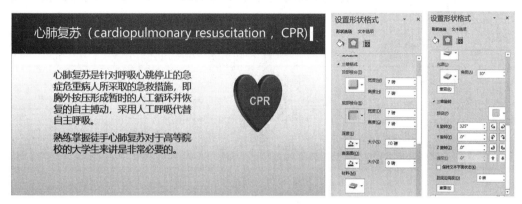

图 4.9　样张 6

（5）选中第 3 张幻灯片，插入 SmartArt 图形。单击"插入"→"插图"→"SmartArt"按钮，单击"关系"选项，选择"六边形群集"。输入文本标题及文字内容，单击图片占位符，打开"插入图片"对话框，单击"从文件"，插入素材文件夹中的对应图片。效果如图 4.10 所示。

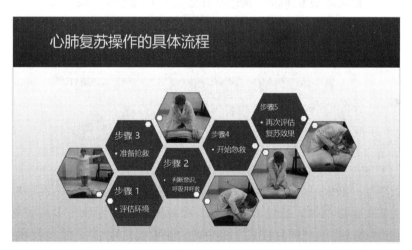

图 4.10　样张 7

（6）为 SmartArt 图形添加动画。选中图形，单击"动画"→"动画"→"进入"效果中的"轮子"效果选项。选中 SmartArt 图形组，单击"动画"→"动画"→"效果选项"下拉按钮，将动画序列改为"逐个"，此效果可使 SmartArt 图形中的单个元素或指定组合的元素逐个播放。单击"动画"→"高级动画"→"动画窗格"按钮，打开"动画窗格"任务窗格，针对配套动画和图片设置正确的动画出场顺序。"步骤 1"和"图片 1"为一个组合，以此类推，要求同时出场的动画保持"与上一动画同时"，第 2 次序动画显示为"单击时"。单击右键，在弹出的快捷菜单中即可设置，如图 4.11 所示。

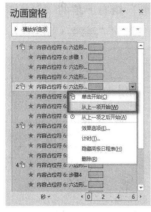 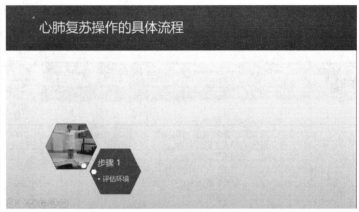

图 4.11　样张 8

（7）插入一个 3 列 6 行的表格，表格样式设置为"浅色样式 3-强调 1"。在该表格中分别输入"步骤""操作要点""操作规范"等内容，字体为微软雅黑，字号根据实际情况调整。添加外部偏移右下阴影。效果如图 4.12 所示。

步骤	操作要点	操作规范
第一步	评估环境	评估周围环境安全，保证安全后再进行抢救，避免自己也陷入困境，得不偿失。
第二步	判断意识、呼吸并呼救	判断患者的意识状态，向周围人员呼救，判断患者的脉搏，自主呼吸。
第三步	准备抢救	解开患者上衣、松开领带，充分暴露胸部，将患者置于硬地板上，呈标准体位。
第四步	开始急救	按照C—A—B的顺序进行：Circulation 胸外按压；Airway 开放气道；Breath 人工呼吸。
第五步	再次评估复苏效果	判断颈动脉搏动，自主呼吸，瞳孔，口唇，甲床颜色。

单人徒手心肺复苏术操作流程详解

图 4.12　样张 9

（8）插入图片。新建幻灯片，将幻灯片版式设置为"两栏内容"，在标题栏中输入步骤文字，在左侧文本框中输入处置方法文字，在右侧占位符处插入本机素材图片。单击"图片工具"→"格式"→"图片样式"组中的"映像圆角矩形"，对图片样式进行设置。效果如图 4.13 所示。

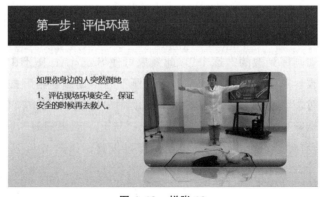

图 4.13　样张 10

（9）插入视频。新建幻灯片，将幻灯片版式设置为"节标题"。单击"插入"→"媒体"→"视频"下拉按钮，导入素材文件夹视频。在"视频工具"→"播放"→"视频选项"组中单击"开始"下拉列表框，选择"自动"。这样，在放映幻灯片过程中进入本页时会自动播放此视频。

（10）新建幻灯片，将版式设置为"带题注的内容"。输入素材文字，字体为微软雅黑，如图 4.14 所示。

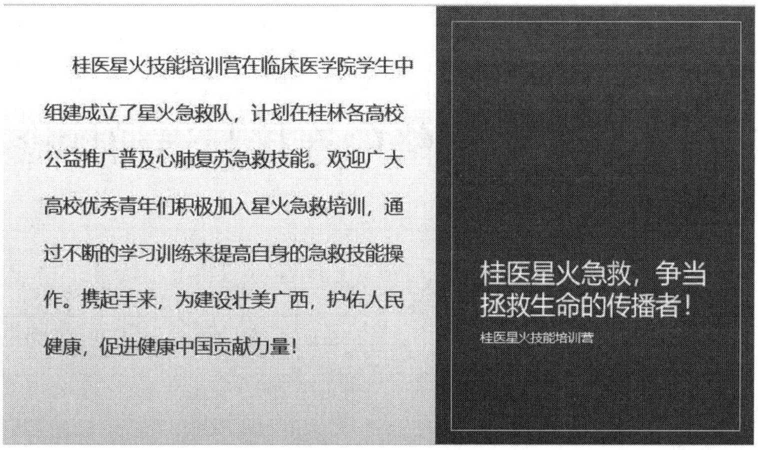

图 4.14　样张 11

（11）为"桂医星火技能培训营"添加超链接。选中该文本，单击"插入"→"链接"→"超链接"按钮，打开"插入超链接"对话框，在"现有文件或网页"地址栏中输入地址"https：//www.glmc.edu.cn/"，单击"确定"按钮即可。单击文字即可打开桂林医学院官网。

至此，完成整个演示文稿的制作。将文件保存为"单人徒手心肺复苏术操作流程详解.pptx"。

第5章

计算机网络基础

实验1　计算机网络的连接与连通性检查

【实验目的】

(1) 掌握设置计算机名的方法。

(2) 掌握检查网卡驱动程序的方法。

(3) 掌握检查网络 IP 地址设置的方法。

(4) 掌握检查本机与其他计算机连通性的方法。

【知识准备】

办公室原本单一独立的计算机可通过交换机和其他计算机组成一个局域网，交换机再通过路由器连接到外网。小型局域网的通信介质通常是双绞线（俗称网线）或无线电波（俗称 WiFi）。

1. 物理连接部分：计算机网络的连接

基本的硬件如下。

①各类网卡，一般的计算机都有内置的网卡，如有特殊情况，可以使用外置网卡。

②交换机、路由器。

③双绞线。

2. 逻辑连接部分：网络软件的设置

网络配置与连通性检查主要包括设置计算机名、检查网卡驱动程序、检查 IP 地址设置、利用 Ping 命令检查网络连通情况等。

【实验内容】

1. 设置计算机名

每台联网的计算机都有一个工作组内唯一的计算机名，计算机名一般由网络管理员或用户命名。计算机名与用户名有区别。计算机名是计算机的"名字"，用户名是用户登录计算机时选择的名字，这些用户名有不同的权限。例如，Windows 10 操作系统自动设置的最高级用户名是 Administrator，最低级用户名是 Guest。

（1）右击桌面上的"此电脑"图标，在弹出的快捷菜单中选择"属性"命令，弹出如图 5.1 所示的窗口。

（2）在弹出的窗口中单击"更改设置"按钮。

（3）在弹出的窗口中单击"更改"按钮，弹出如图 5.2 所示的对话框，在"计算机名"文本框中输入新计算机名，单击"确定"按钮即可。

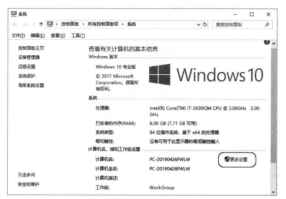
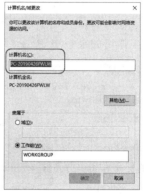

图 5.1　计算机基本信息　　　　　　图 5.2　查看或更改计算机名

2. 检查网卡驱动程序

局域网中的计算机需要网卡才能进行联网操作，目前的计算机都带有集成网卡，在安装 Windows 10 操作系统时，一般都会自动安装网卡驱动程序。如果驱动程序安装错误，就会导致计算机不能联网。可以通过以下操作检查网卡驱动程序是否安装正确。

（1）右击"开始"图标，在弹出的快捷菜单中选择"计算机管理"命令。

（2）在弹出的窗口中选择"设备管理器"，再选择"网络适配器"（见图 5.3）。

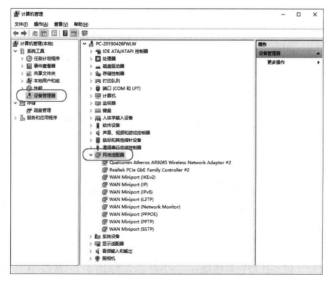

图 5.3　检查网卡驱动程序

（3）单击左边的"❯"符号，展开目录，这时可以查看到网卡驱动程序。

（4）如果网卡驱动程序与网卡不匹配，就会在网卡驱动程序名称左边显示黄色的"?"或红色的"×"符号，这时需要重新安装网卡驱动程序。

3. 检查和设置 IP 地址

目前局域网采用 TCP/IP（传输控制协议/互联网协议）进行网络连接，Windows 10 操作系统在安装时会自动安装 TCP/IP。操作系统安装完成后，如果网络系统支持 DHCP（动态主机配置协议），这时就可以上网了。如果网络系统没有设置 DHCP 服务，就需要手工配置 IP 地址。

（1）单击"开始"图标，在"开始"主菜单中选择"Windows 系统"→"控制面板"。

（2）在弹出的窗口中单击"网络和共享中心"链接（见图 5.4）。

（3）在弹出的窗口中单击"以太网 2"链接（见图 5.5）。

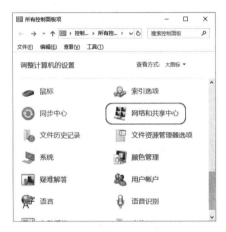
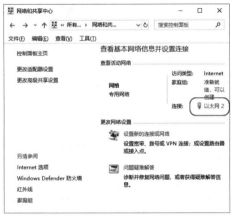

图 5.4　控制面板　　　　　　　　图 5.5　"网络和共享中心"窗口

（4）在弹出的对话框中单击"属性"按钮（见图 5.6）。

（5）在弹出的对话框中勾选"Internet 协议版本 4（TCP/IPv4）"复选框（见图 5.7），单击"属性"按钮，打开 TCP/IP 地址配置对话框。

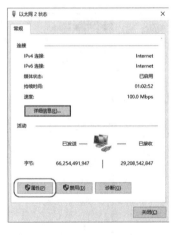
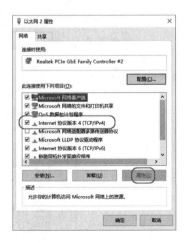

图 5.6　"以太网 2 状态"对话框　　　　图 5.7　检查 TCP/IP

（6）在弹出的对话框中可以看到默认是自动获得 IP 地址（见图 5.8）。

（7）如果需要手工配置 IP 地址，可以在如图 5.8 所示的对话框选中"使用下面的 IP 地址"单选按钮，然后手工设置 IP 地址（见图 5.9）。需要注意的是，机房网络中，每台计算机的 IP 地址都不同，具体地址可以询问机房网络管理人员。"子网掩码"一般为 255.255.255.0、255.255.0.0、255.0.0.0。

DNS（域名系统）服务器地址由 ISP（因特网服务提供方）指定，可以询问机房网络管理人员。

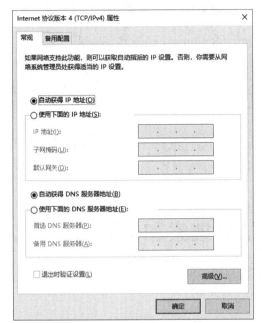

图 5.8　自动获得 IP 地址

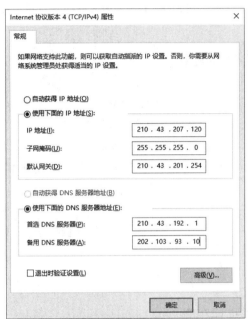

图 5.9　手工设置 IP 地址

4. 利用 Ping 命令检查网络连通情况

Ping 命令是 Windows 10 操作系统自带的一个网络连通情况检测命令，它可以在"命令提示符"窗口中执行。许多网络设备（如路由器、交换机）都支持 Ping 命令。Ping 命令用于确定本机是否能与另一台主机交换数据。Ping 命令主要用于网络故障检测，或者缩小故障范围。如果 Ping 命令运行正确，那么基本上可以排除网卡、TCP/IP 配置、通信线路、路由器等存在的故障。它是一个使用频率极高的网络实用命令。

在默认设置下，Ping 命令发送 4 个回送请求数据包，每个数据包为 32 B。如果网络运行正常，本机就会收到 4 个回送的应答数据包。

Ping 命令的使用方法很简单，在"命令提示符"窗口中输入 Ping 命令与本机（或对方主机）的 IP 地址或域名即可，如 ping www.baidu.com（见图 5.10）。Ping 命令连接超时的情况如图 5.11 所示。

在图 5.10 中，"时间"是从发送请求数据包到收到应答数据包之间的时间，单位为 ms（毫秒）。应答时间短，表示经过的路由器少或网络连接速度较快。

TTL（time to live，生存时间）值可用来推算数据包经过了多少个路由器网段。不同操作系统的 TTL 默认值不同。

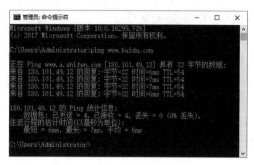

图 5.10　Ping 百度网址

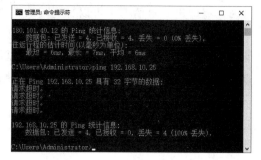

图 5.11　Ping 命令连接超时的情况

【验证性实验】

（1）检查本机的计算机名。

（2）检查本机的网卡驱动程序。

（3）检查本机的 IP 地址。

（4）利用 Ping 命令检查本机与机房中相邻计算机的连通性。

实验 2　Internet 信息搜索和浏览

【实验目的】

（1）掌握 Edge 浏览器的使用与常规设置方法。

（2）掌握利用搜索引擎查找资料的方法。

（3）掌握网页文件的保存方法。

（4）掌握期刊、论文的检索和阅读方法。

【知识准备】

一直以来，微软的操作系统都自带 IE 浏览器，不过使用 IE 浏览器的用户不是很多，不管是国内还是国外，用户更青睐其他品牌的浏览器，为了改变这种现象，微软在 Windows 10 操作系统中推出了 Edge 浏览器。Edge 浏览器与 IE 浏览器相比，增加了很多新特性，功能按钮主要集中在浏览器右上角。

【实验内容】

1. Edge 浏览器的使用与常规设置

（1）利用浏览器查找网站。双击桌面上的 Microsoft Edge 图标，然后在 Edge 浏览器的地址栏中输入需要查找的网站的域名，即可找到需要的网站。例如，若要查找中华人民共和国国家卫生健康委员会（以下简称国家卫健委）网站，只需在 Edge 浏览器的地址栏中输入 "http：//www.nhc.gov.cn/"，按 Enter 键后即可打开国家卫健委网站的首页，如图 5.12 所示。

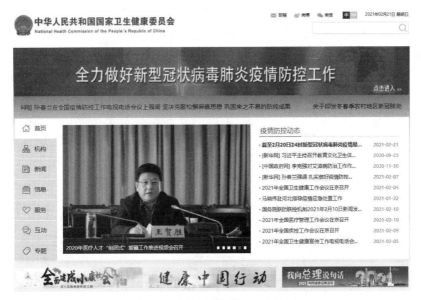

图 5.12　国家卫健委网站的首页

（2）利用搜索引擎查找资料。在 Edge 浏览器的地址栏中输入 "www.baidu.com" 并按 Enter 键，这时浏览器将打开百度网站的首页。在百度搜索框中输入需要查找的资料的关键字并按 Enter 键，即可搜索到与关键字相关的网页，然后单击网页上的超链接，就可以打开相关资料的网页。例如，若要查找与 "医院" 这个关键字相关的网页，只需要在百度搜索框中输入 "医院" 并按 Enter 键，马上就可以搜索到相关网页，如图 5.13 所示。

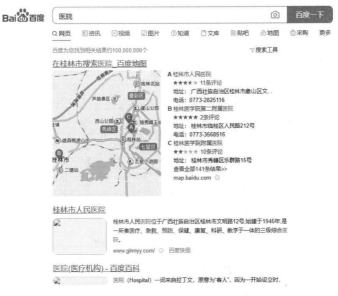

图 5.13　利用百度进行资料搜索

（3）Edge 浏览器的常规设置。对于初级应用者来说，不需要更改 Edge 浏览器的缺省设置，基本上就可以直接上网浏览了。但是若想在使用 Edge 浏览器时得心应手，则还需要用户根据自己的喜好对 Edge 浏览器的设置进行改动。

在 Edge 浏览器中选择右上角的"…"→"设置"命令，弹出"设置"界面。

①主页（初始页）的设置。主页是指打开浏览器时首先链接的站点。用户每次启动 Edge 浏览器时，Edge 浏览器总是先自动打开主页。

可以单击"设置"界面左侧的"外观"，打开右侧"自定义工具栏"的"显示'主页'按钮"右边的开关，并在"在下面设置主页"的文本框中输入某个经常访问的网站的网址，并单击"保存"按钮，如图 5.14 所示。Edge 浏览器在下次启动时，会自动打开该网页。

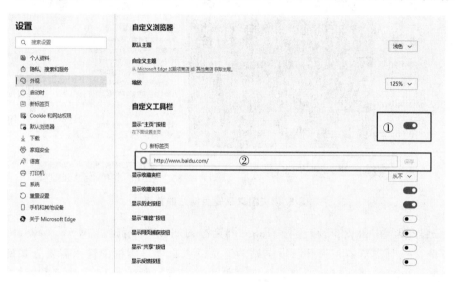

图 5.14　设置浏览器启动时的主页

②删除 Internet 临时文件。每次上网时，计算机都会在特定目录中保留用户查看过的网页内容，要删除这些上网时产生的临时文件，可以单击"设置"界面左侧的"隐私、搜索和服务"，在右侧的"清除浏览数据"下单击"选择要清除的内容"，这时会打开一个"清除浏览数据"对话框，如图 5.15 所示，选择需要清除的内容，单击"立即清除"按钮即可。

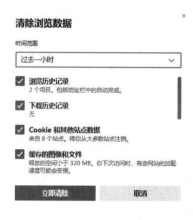

图 5.15　清除浏览数据

　　③收藏经常使用的网站地址。对于一些用户经常使用的网站，如新闻、资料、图片、邮箱等网站的地址，可以在打开这些网页后，单击地址栏右边的"将此页面添加到收藏夹"按钮，再在弹出的"已添加到收藏夹"对话框中输入网页名称并选择相应的文件夹，最后单击"完成"按钮，如图 5.16 所示，这样就将相应的网址收藏了。下次访问这些网站时，直接单击 Edge 浏览器上方的"收藏夹"按钮，然后单击收藏夹中相应网站的名称，即可打开相应网站的网页。

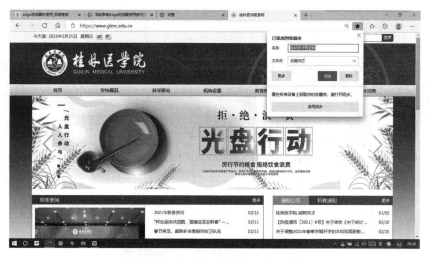

图 5.16　"已添加到收藏夹"对话框

2. 网页文件的保存与复制

　　当用 Edge 浏览网页，看到有用的资料时，如果希望将它们保存下来，可以选择"…"→"更多工具"→"将页面另存为"命令，然后在"另存为"对话框中选择保存网页的路径和目录，选择保存类型，输入保存的文件名，单击"保存"按钮即可，如图 5.17 所示。

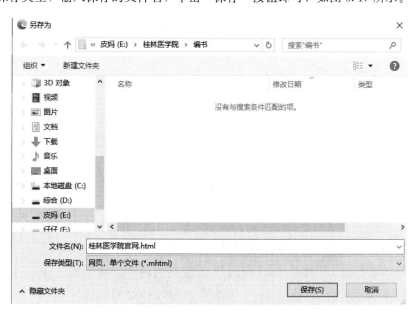

图 5.17　将网页保存为单一文件

3. 期刊论文的检索和阅读

下面介绍从中国知网检索期刊论文的两个途径。

（1）通过因特网进行期刊论文检索。中国知网（以前称为中国期刊网）是中国知识基础设施工程（China National Knowledge Infrastructure，CNKI）的一个重要组成部分。CNKI是目前中文信息量规模较大的数字图书馆，内容涵盖了自然科学、工程技术、人文与社会科学期刊及学位论文、报纸、图书、会议论文等公共知识信息资源。

打开 Edge 浏览器，在地址栏中输入"http：//www.cnki.net/"，按 Enter 键即可进入中国知网，如图 5.18 所示。

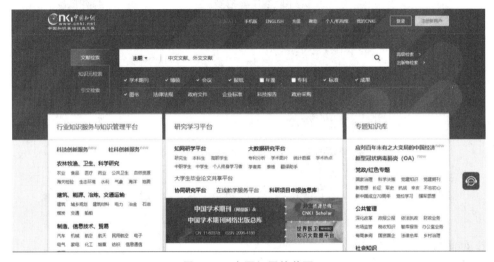

图 5.18　中国知网的首页

由于中国知网是一个有偿服务网站，因此个人用户在注册交费后才能获取相关服务。网站会给用户提供一个用户名和密码，输入用户名和密码就可以登录了。

（2）通过校园网进行期刊论文检索。大部分大学都购买了中国知网服务，教师和学生直接从校园网就可以登录，无须用户名和密码。

首先登录校园网，选择"图书馆"栏目，打开 CNKI 知识网络服务平台，就可以进入中国知网。

在中国知网站点的"文献检索"的"主题"下拉列表框中选择按"篇名"检索，然后在"检索词"文本框中输入"临床医学专业"，按 Enter 键，这时就可以检索到名称中带有"临床医学专业"关键字的论文，如图 5.19 所示。

在检索结果中选择需要下载的论文，如选择列表中的"PBL情境下北京市某医学院校临床医学专业学生投入对其基本能力收获影响的实证研究"一文，在网页的信息栏中会出现这篇论文的两种下载方式以供选择：CAJ 下载和 PDF 下载，如图 5.20 所示。如单击"PDF 下载"，即可将该论文下载到浏览器设定的下载位置。

中国知网的期刊论文主要以 CAJ 格式和 PDF 格式两种文件格式存储，因此，在用户的计算机中需要预先安装好 CAJViewer 浏览器（读取 CAJ 格式文件）；至于 PDF 格式的文件，有一些浏览器已经内置了阅读器（如 Edge），或者用户也可以安装 Adobe Reader 等专门的阅读器。

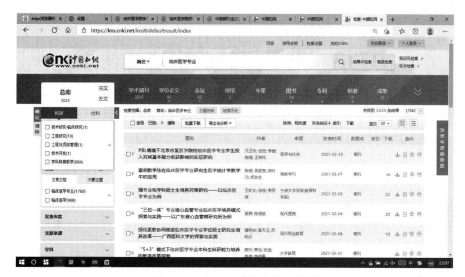

图 5.19　中国知网论文检索结果

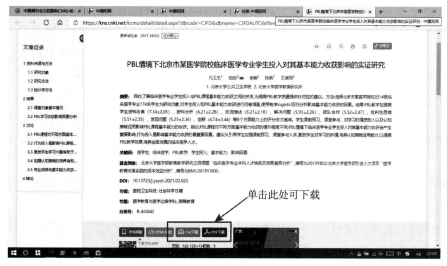

图 5.20　下载论文

阅读器下载、安装完成后，利用 Windows 10 的资源管理器找到下载的论文文件，双击该论文文件就可以开始阅读了。如果计算机中已经安装了相应的阅读器，则直接双击论文文件就可以打开这篇论文。

【验证性实验】

（1）利用搜索引擎查找关于"心脑血管疾病"方面的资料。

（2）查找一个带有图片的网页文件，将它分别保存为 .htm 和 .mhtml 文件，并比较它们的不同。

（3）从中国知网下载一篇关于"新冠肺炎"的文献。

（4）在校园网的期刊站点中下载一篇关于"医院信息系统"的论文（PDF 格式）。

实验 3　电子邮箱的申请及使用

【实验目的】

(1) 掌握 Web 中免费电子邮箱的申请方法。

(2) 掌握利用电子邮箱收发邮件的方法。

(3) 掌握电子邮箱的设置方法。

【知识准备】

1. 申请免费的电子邮箱

收发电子邮件前需要先申请一个电子邮箱，获得一个电子邮箱地址。提供免费电子邮箱的网站有很多，如新浪、搜狐、网易、QQ 和 TOM 等。在不同的网站申请电子邮箱的过程都很类似。

2. 使用浏览器收发电子邮件

打开已申请的电子邮箱的主页，输入"用户名"和"密码"，单击"登录"按钮即可登录电子邮箱。单击左侧的"写信"按钮，输入收件人的电子邮箱地址、主题及邮件内容，单击"发送"按钮，便可将邮件发送出去。写邮件时，如果想随信附上一些文件，可单击"添加附件"按钮，在打开的对话框中选择对应的文件，添加完成后单击"发送"按钮即可将邮件发送出去。

要阅读别人发来的邮件，可先登录自己的电子邮箱，单击"收信"按钮，在打开的网页中查看邮件列表，然后单击要阅读的邮件主题即可阅读邮件内容。

【实验内容】

1. 申请一个免费的电子邮箱

(1) 进入提供免费电子邮箱的网易网站，单击"免费邮箱"超链接，如图 5.21 所示。打开注册网易免费电子邮箱的页面，如图 5.22 所示。

(2) 填写注册用户的相关信息后，单击下方的"立即注册"按钮，即可成功申请一个免费电子邮箱。

2. 使用免费电子邮箱

(1) 登录电子邮箱。打开申请免费电子邮箱的网站页面，单击"登录"，输入"用户名"和"密码"，然后单击"登录"按钮，即可打开自己的电子邮箱。

(2) 写信并发送。单击"写信"按钮，在打开的页面中输入收件人的电子邮箱地址、主题及邮件内容。单击"添加附件"超链接，可为邮件添加附件，单击"发送"按钮，即

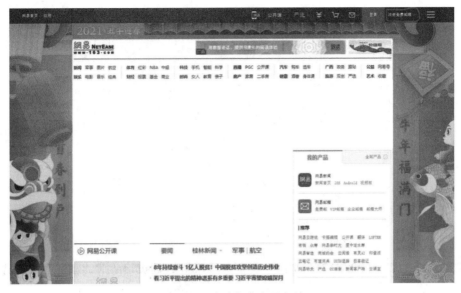

图 5.21　申请免费电子邮箱

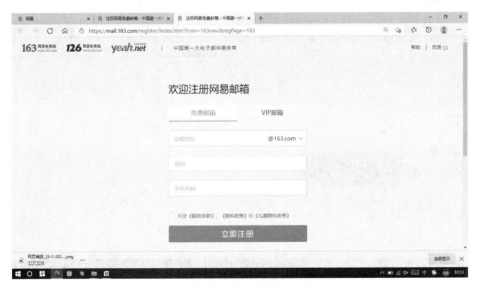

图 5.22　注册页面

可将邮件发送给好友。如有需要，也可"抄送"给其他好友，如图 5.23 所示。

（3）查看邮件。登录电子邮箱，单击"收信"按钮，在打开的网页中单击要阅读的邮件链接，打开邮件并阅读邮件内容。如果邮件包含附件，网页中将显示附件的名称、大小。把鼠标指针移到附件上，单击"下载"，即可将附件下载在默认的文件夹中，如图 5.24所示。

（4）回复邮件。打开要回复的邮件后单击"回复"按钮，在打开的页面中输入回复内容并单击"发送"按钮即可。若单击"转发"按钮，则在打开的页面中输入收件人的电子邮箱地址，然后单击"发送"按钮可将邮件转发给其他人。

（5）删除邮件。先勾选要删除的邮件左侧的复选框，然后单击"删除"按钮即可。

0

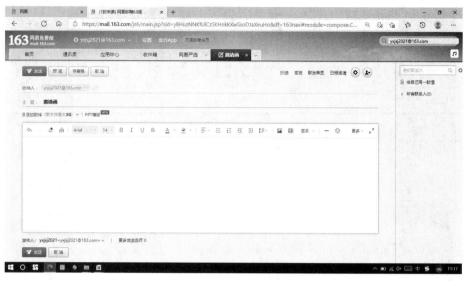

图 5.23　利用电子邮箱写信

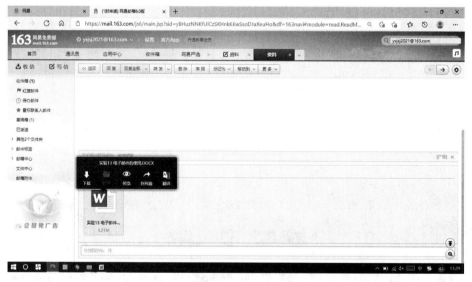

图 5.24　查看邮件

（6）管理联系人。如果要经常给某些朋友发邮件，可将其电子邮箱地址添加到通信录中，发送邮件时直接选择即可。

3. 电子邮箱的设置

目前，人们对电子邮箱的使用越来越多，高效地使用电子邮箱可以节省很多时间，其中设置自动回复、绑定手机号码、反垃圾等都是必要的。

登录电子邮箱，单击上方菜单栏中的"设置"，找到并单击"常规设置"，如图 5.25 所示。

自动回复是指当收到别人发来的邮件时，电子邮箱会自动向发件人回复一个邮件。可以在自动回复里设置好要回复的内容，如图 5.26 所示。

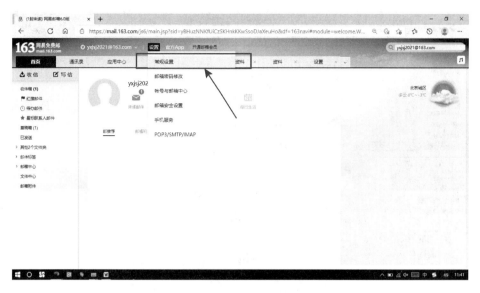

图 5.25　对电子邮箱进行常规设置

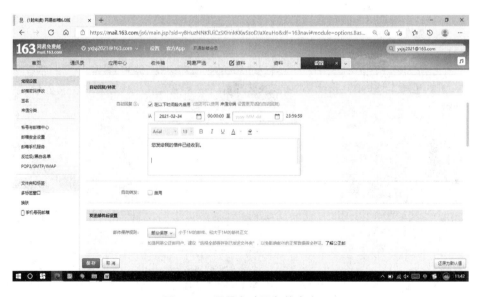

图 5.26　设置自动回复的内容

现在广告邮件、垃圾邮件特别多，可以通过设置"反垃圾/黑白名单"功能，对邮件进行过滤，如图 5.27 所示。

利用签名功能，可以把用户的信息快速附在邮件的末尾。这里可以写上用户的落款，加上手机号码、QQ 等信息，如图 5.28 所示。

设置完成后，用鼠标拖动滚动条至最下方，单击"保存"按钮。若忘记保存，则当切换到另一个设置时，电子邮箱会提示用户进行保存。

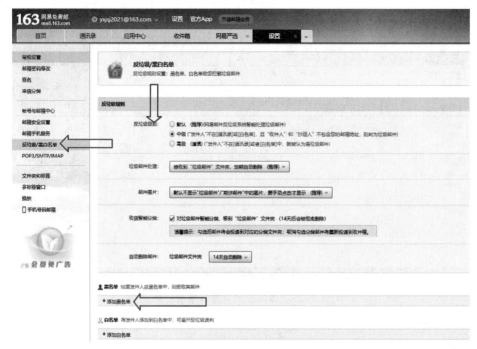

图 5.27　对邮件进行过滤

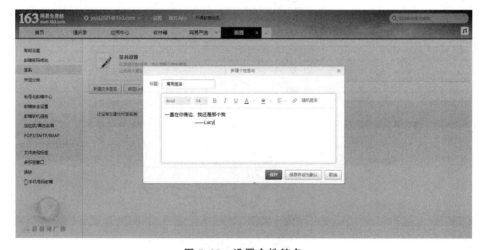

图 5.28　设置个性签名

【验证性实验】

（1）申请一个免费的电子邮箱。

（2）在中国知网搜索一篇关于"心脑血管疾病"的科研论文，以附件的形式发送给同桌，邮件中写明"详情请见附件"。

（3）设置电子邮箱的个性签名。

第6章

数据库技术基础

实验 1　创建 Access 数据库及表

【实验目的】

(1) 熟悉 Access 2016 的工作界面。
(2) 掌握创建 Access 2016 桌面数据库的方法。
(3) 掌握创建表的方法，重点掌握用设计视图创建表的方法。
(4) 掌握表结构的修改方法。

【实验内容】

1. 创建空白数据库文件

在本地磁盘 D 盘中创建一个名为"药品管理．accdb"的空白桌面数据库文件。

2. 使用设计视图创建"药品信息"表（结构如表 6.1 所示）

表 6.1　"药品信息"表结构

字段名称	数据类型	字段属性		字段说明
药品编码	短文本	字段大小	5	主键
		输入掩码	只能是数字	
药品名称	短文本	字段大小	20	
剂型编码	短文本	字段大小	2	外键
规格	短文本	字段大小	10	
售价单位	短文本	字段大小	1	
成本价	货币	小数位数	2	设置验证规则
售价	货币	小数位数	2	（售价不能小于成本价）

(1) 打开创建好的"药品管理．accdb"数据库文件。在"创建"选项卡的"表格"组

中单击"表设计"按钮，打开表设计视图。

（2）添加表字段。在"字段名称"栏中输入字段名"药品编码"，在"数据类型"下拉列表中选择"短文本"，在"字段属性"栏的"常规"选项卡中设置"字段大小"为5，"输入掩码"为00000。类似可依次设置其他字段的字段名称、数据类型和字段属性，如图6.1所示。

（3）设置"成本价"字段和"售价"字段间的验证规则。涉及表中多个字段的验证规则时不能在设计视图下方的"字段属性"栏中设置。需要在"表格工具"→"设计"选项卡的"显示/隐藏"组中单击"属性表"按钮，打开"属性表"任务窗格进行设置，如图6.2所示。在"属性表"任务窗格的"验证规则"栏输入表达式"［售价］＞［成本价］"。

（4）设置主键。选择"药品编码"字段为当前字段，右击，在弹出的快捷菜单中选择"主键"命令；或单击"表格工具"→"设计"选项卡的"工具"组中的"主键"按钮，将其设为主键。

（5）保存表。单击快速访问工具栏中的"保存"按钮，在弹出的"另存为"对话框中输入表名"药品信息"，单击"确定"按钮保存表。注意，当前的"药品信息"是一个空表，只有表结构，没有表数据。

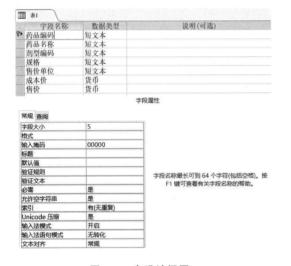

图6.1 表设计视图

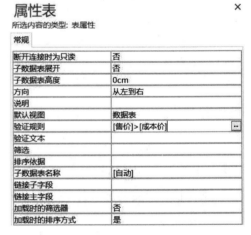

图6.2 "属性表"任务窗格

3. 使用数据表视图创建"药品剂型"表（表结构如表6.2所示）

表6.2 "药品剂型"表结构

字段名称	数据类型	字段属性		字段说明
剂型编码	短文本	字段大小	2	主键
		输入掩码	只能是数字	
剂型名称	短文本	字段大小	20	

（1）在"创建"选项卡的"表格"组中单击"表"按钮，建立一个名为"表1"的新表，并在数据表视图中打开，如图6.3所示。其中，"ID"字段是自动创建的字段，其数

据类型为自动编号，默认为主键。

（2）在"单击以添加"列的下拉列表中选择"短文本"以插入一个数据类型为短文本的新字段，将字段名称改为"剂型编码"，并在"字段"选项卡的"属性"组中设置"字段大小"为 2。类似可继续设置其他字段的数据类型、字段名称和字段大小属性，如图 6.4 所示。

表1	
ID ·	单击以添加 ·
* (新建)	

图 6.3　数据表视图

表1			
ID ·	剂型编码 ·	剂型名称 ·	单击以添加 ·
* (新建)			

图 6.4　添加字段后的数据表视图

（3）输入表数据，并以"药品剂型"为名保存表，如图 6.5 所示。

药品剂型			
ID ·	剂型编码 ·	剂型名称 ·	单击以添加 ·
1	01	合剂	
2	02	胶囊剂	
3	03	片剂	
4	04	酊剂	
5	05	颗粒剂	
6	06	溶液剂	
7	07	散剂	
8	08	丸剂	
9	09	洗剂	
10	10	糖浆剂	
11	11	乳剂	
12	12	注射液	

图 6.5　"药品剂型"表数据

4. 使用设计视图修改"药品剂型"表结构

由于使用数据表视图建立的"药品剂型"表结构与表 6.2 中设计的表结构并不相符，因此需要根据表 6.2 对该表结构进行修改。

（1）单击"字段"选项卡的"视图"组中的"视图"按钮，切换到"药品剂型"表的设计视图。

（2）删除"ID"字段，将"剂型编码"字段设为主键，并设置该字段的"输入掩码"为 00。修改后的"药品剂型"表设计视图如图 6.6 所示。

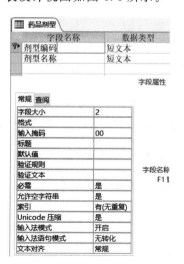

图 6.6　修改后的"药品剂型"表设计视图

实验 2　建立表间关系及编辑表数据

【实验目的】

（1）掌握表间关系的创建与编辑。

（2）掌握 Access 2016 表数据的输入和编辑。

（3）掌握表数据的排序与筛选。

【实验内容】

1. 建立"药品信息"表和"药品剂型"表的关系

（1）打开"药品管理.accdb"数据库文件，确保两张表都处于关闭状态。

（2）在"数据库工具"选项卡的"关系"组中单击"关系"按钮，打开"关系"窗口，弹出"显示表"对话框，供用户添加需要建立关系的表。

（3）在"显示表"对话框中双击"药品信息"表和"药品剂型"表，把它们添加到"关系"窗口中，关闭"显示表"对话框。

（4）选中"药品剂型"表中的"剂型编码"字段，按下鼠标左键将其拖至"药品信息"表中的"剂型编码"字段上。松开鼠标左键，弹出"编辑关系"对话框，如图 6.7 所示，显示当前表间关系类型为一对多。

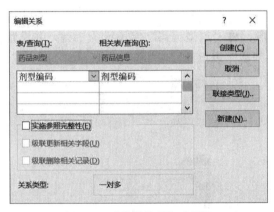

图 6.7　"编辑关系"对话框

（5）单击"创建"按钮，完成表间关系的创建，并返回"关系"窗口，如图 6.8 所示。

2. 编辑表间关系

修改"药品信息"表和"药品剂型"表的关系，设置"实施参照完整性""级联更新相关字段"和"级联删除相关记录"。

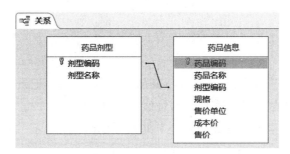

图 6.8　创建好的表间关系

（1）在如图 6.8 所示的"关系"窗口中双击"药品信息"表和"药品剂型"表间的关系线，打开"编辑关系"对话框。

（2）在"编辑关系"对话框中勾选"实施参照完整性""级联更新相关字段"和"级联删除相关记录"复选框，单击"确定"按钮，完成表间关系的修改。修改后的"关系"窗口如图 6.9 所示。

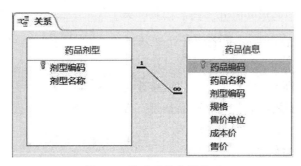

图 6.9　修改后的表间关系

若要删除表间关系，则可选中要删除的关系线，然后按 Delete 键。

3．为"药品信息"表输入如图 6.10 所示的数据

输入表中记录的数据必须在数据表视图下进行。

（1）在导航窗格中双击"药品信息"表，以数据表视图的形式打开该表。

（2）依次输入记录数据，如图 6.10 所示。

药品编码	药品名称	剂型编码	规格	售价单位	成本价	售价
10000	消肿止痛酊	04	100ml	瓶	¥29.60	¥32.00
10001	安神养血口服液	01	30ml	盒	¥33.00	¥36.00
10002	复方鱼腥草合剂	01	10ml	支	¥10.58	¥13.00
10003	脑安胶囊	02	0.4g	粒	¥22.84	¥31.00
10004	金贝痰咳清颗粒	05	7g	袋	¥25.50	¥29.00
10005	保和颗粒	05	4.5g	袋	¥12.10	¥15.00
10006	清喉咽颗粒	05	18g	袋	¥10.15	¥14.00
10007	七叶神安片	03	0.1g	片	¥9.80	¥13.00
10008	消炎利胆片	03	0.26g	片	¥5.30	¥8.00
10009	复方黄松洗液	06	180ml	瓶	¥13.75	¥17.00
10010	云南白药	07	4g	瓶	¥10.35	¥15.00
10011	强力枇杷露	10	10ml	支	¥2.92	¥4.00
10012	抗骨增生丸	08	3g	瓶	¥16.30	¥20.00
10013	三味清热止痒洗剂	09	250ml	瓶	¥30.30	¥35.00
10014	清开灵注射液	12	0.6g	支	¥1.15	¥3.00
10015	柴胡注射液	12	2ml	支	¥0.14	¥1.00

图 6.10　"药品信息"表数据

4. 编辑表数据

编辑表数据也要在数据表视图下进行，主要操作有：向表中添加记录、删除表中的记录和修改记录数据。

①删除"药品信息"表中的第 16 项（药品编码为 10015）记录。

②将"药品信息"表中的云南白药的售价改为"￥16"。

③在"药品剂型"表末尾追加如表 6.3 所示的记录。

表 6.3 "药品剂型"表末尾需追加的记录数据

剂型编码	剂型名称
13	软膏
14	气雾剂

操作步骤如下。

（1）以数据表视图的形式打开"药品信息"表。

（2）选中要删除的记录，单击"开始"选项卡的"记录"组中的"删除"按钮 ✕ 即可。

（3）选中云南白药的"售价"字段，直接改为"￥16"。

（4）以数据表视图的形式打开"药品剂型"表，把光标移到该表末尾的新记录上，录入相应字段值即可。

5. 表数据的排序与筛选

①对"药品信息"表按"成本价"升序排序。

②对"药品信息"表进行筛选，仅显示"售价"大于或等于 20 元的记录。

操作步骤如下。

（1）以数据表视图的形式打开"药品信息"表。

（2）把光标定位于"成本价"字段所在列，单击"开始"选项卡的"排序和筛选"组中的"升序"按钮，即可完成排序。

（3）单击"售价"字段名右侧的下三角符号，弹出"售价"列的下拉列表，选择"数字筛选器"中的"大于"命令，弹出"自定义筛选"对话框，在其中输入筛选条件"20"，如图 6.11 所示。

（4）单击"确定"按钮，应用筛选，筛选结果如图 6.12 所示。若要清除筛选，则可单击"开始"选项卡的"排序和筛选"组中的"取消筛选"按钮。

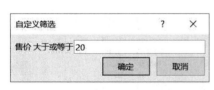

图 6.11 "自定义筛选"对话框

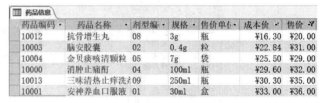

图 6.12 筛选结果

实验 3　创 建 查 询

【实验目的】

（1）掌握使用查询向导创建查询的方法。

（2）重点掌握使用设计视图创建查询的方法。

【实验内容】

1. 使用简单查询向导创建一个名为"药品"的查询，查询结果显示药品编码、药品名称、剂型名称、规格和售价

（1）单击"创建"选项卡中"查询"组中的"查询向导"按钮，在弹出的"新建查询"对话框中选择"简单查询向导"，单击"确定"按钮，弹出"简单查询向导"对话框。

（2）在"简单查询向导"对话框中依次把"药品信息"表和"药品剂型"表中的相应字段添加到"选定字段"列表框，如图 6.13 所示，单击"下一步"按钮。

（3）在弹出的对话框中继续单击"下一步"按钮，为查询指定名称为"药品"，单击"完成"按钮。查询结果如图 6.14 所示。

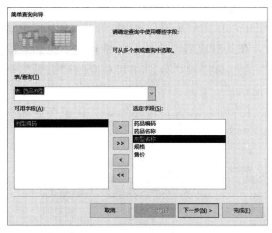

图 6.13　"简单查询向导"对话框

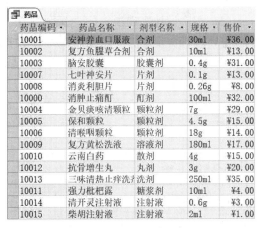

图 6.14　"药品"查询结果

2. 使用设计视图创建名为"高价药品"的选择查询，查询售价大于 35 元的药品编码、药品名称、剂型名称、规格和售价

（1）单击"创建"选项卡的"查询"组中的"查询设计"按钮，打开查询的设计视图，并弹出"显示表"对话框，在"显示表"对话框中依次双击查询所需数据源"药品信息"表和"药品剂型"表，将其添加到查询设计视图的上部，关闭"显示表"对话框。

（2）依次双击相应表中的"药品编码""药品名称""剂型名称""规格"和"售价"字段，将其添加到下方设计网格的"字段"行中，使其成为当前查询的字段，如图6.15所示。

（3）在"售价"字段下方的"条件"行，输入条件">35"，如图6.15所示。

（4）以"高价药品"为名保存查询。单击"运行"按钮，运行查询并显示查询结果，如图6.16所示。

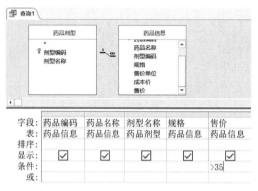

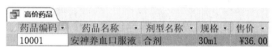

图6.15 "高价药品"查询设计视图　　　　图6.16 "高价药品"查询结果

3. 创建名为"药品统计"的总计查询，查询不同剂型药品的平均成本价和平均售价

（1）单击"创建"选项卡的"查询"组中的"查询设计"按钮，在"显示表"对话框中双击查询所需数据源"药品信息"表，将其添加到查询设计视图的上部，关闭"显示表"对话框。

（2）依次双击表中的"剂型编码""成本价"和"售价"字段，将其添加到设计网格的"字段"行。

（3）在"设计"选项卡的"显示/隐藏"组中，单击"汇总"按钮，在设计网格中添加"总计"行。设置"药品编码"为分组字段，在其对应的"总计"行中，从下拉列表中选择"Group By"。设置"成本价"和"售价"为汇总字段，分别在其对应的"总计"行中，从下拉列表中选择"平均值"，如图6.17所示。

（4）单击"运行"按钮，执行查询。最后将查询命名为"药品统计"并保存，如图6.18所示。

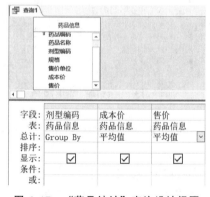

剂型编码	成本价之平均值	售价之平均值
01	¥21.79	¥24.50
02	¥22.84	¥31.00
03	¥7.55	¥10.50
04	¥29.60	¥32.00
05	¥15.92	¥19.33
06	¥13.75	¥17.00
07	¥10.35	¥15.00
08	¥16.30	¥20.00
09	¥30.30	¥35.00
10	¥2.92	¥4.00
12	¥0.65	¥2.00

图6.17 "药品统计"查询设计视图　　　　图6.18 "药品统计"查询结果

4. 创建名为"药品利润"的查询，查询结果显示药品编码、药品名称、剂型名称、成本价、售价和利润（其中，利润＝售价－成本价，将结果按利润降序排序）

（1）单击"创建"选项卡的"查询"组中的"查询设计"按钮，在"显示表"对话框中双击查询所需数据源"药品信息"表和"药品剂型"表，将其添加到查询设计视图的上部，关闭"显示表"对话框。

（2）依次双击相应表中的"药品编码""药品名称""剂型名称""成本价"和"售价"字段，将其添加到下方设计网格的"字段"行中。

（3）选中"售价"字段右侧空白"字段"行，单击"设计"选项卡的"查询设置"组中的"生成器"按钮，弹出"表达式生成器"对话框，输入新字段的表达式"利润：［售价］－［成本价］"，单击"确定"按钮，完成表达式的编辑。或直接在空白"字段"行输入表达式。查询设计视图如图 6.19 所示。

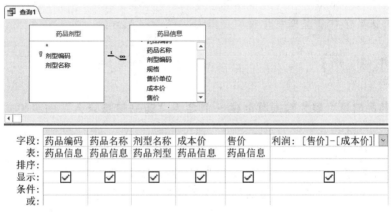

6.19 "药品利润"查询设计视图

（4）查看查询结果并以"药品利润"为名保存，结果如图 6.20 所示。

药品编码	药品名称	剂型名称	成本价	售价	利润
10001	安神养血口服液	合剂	¥33.00	¥36.00	¥3.00
10002	复方鱼腥草合剂	合剂	¥10.58	¥13.00	¥2.42
10003	脑安胶囊	胶囊剂	¥22.84	¥31.00	¥8.16
10007	七叶神安片	片剂	¥9.80	¥13.00	¥3.20
10008	消炎利胆片	片剂	¥5.30	¥8.00	¥2.70
10000	消肿止痛酊	酊剂	¥29.60	¥32.00	¥2.40
10004	金贝痰咳清颗粒	颗粒剂	¥25.50	¥29.00	¥3.50
10005	保和颗粒	颗粒剂	¥12.10	¥15.00	¥2.90
10006	清喉咽颗粒	颗粒剂	¥10.15	¥14.00	¥3.85
10009	复方黄松洗液	溶液剂	¥13.75	¥17.00	¥3.25
10010	云南白药	散剂	¥10.35	¥15.00	¥4.65
10012	抗骨增生丸	丸剂	¥16.30	¥20.00	¥3.70
10013	三味清热止痒洗液	洗剂	¥30.30	¥35.00	¥4.70
10011	强力枇杷露	糖浆剂	¥2.92	¥4.00	¥1.08
10014	清开灵注射液	注射液	¥1.15	¥3.00	¥1.85
10015	柴胡注射液	注射液	¥0.14	¥1.00	¥0.86

图 6.20 "药品利润"查询结果

实验 4　创建窗体和报表

【实验目的】

（1）掌握使用"窗体向导"创建窗体的方法。

（2）了解使用设计视图设计窗体的方法。

（3）掌握利用窗体对数据进行操作的方法。

（4）掌握使用"报表向导"创建报表的方法。

（5）了解使用设计视图创建报表的方法。

【实验内容】

1. 以"药品信息"表为数据源创建一个名为"药品信息录入"的纵栏式窗体（见图 6.21）

（1）单击"创建"选项卡的"窗体"组中的"窗体向导"按钮，打开"窗体向导"对话框，把"药品信息"表的全部字段添加到"选定字段"列表框，单击"下一步"按钮。

（2）在下一步"窗体向导"对话框中，选择窗体使用的布局为"纵栏式"，单击"下一步"按钮。

（3）在后续"窗体向导"对话框中，输入窗体标题为"药品信息录入"，单击"完成"按钮，即可生成如图 6.21 所示的窗体，并以窗体视图打开。

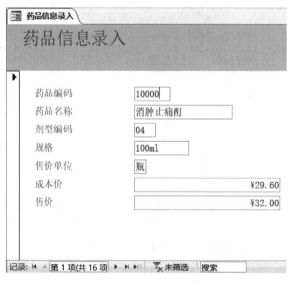

图 6.21　"药品信息录入"窗体

2. 使用设计视图对"药品信息录入"窗体进行修改

（1）单击"开始"选项卡的"视图"组中的"视图"下拉按钮，在弹出的下拉列表中选择"设计视图"，切换到"药品信息录入"窗体的设计视图，如图 6.22 所示。

（2）单击"设计"选项卡的"控件"组中的"按钮"控件，将其添加到"窗体页脚"区，弹出"命令按钮向导"对话框，在"类别"列表框中选择"记录操作"，在"操作"列表框中选择"添加新记录"，单击"下一步"按钮，如图 6.23 所示。

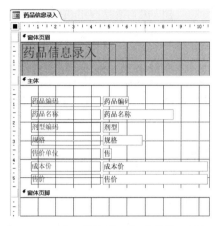

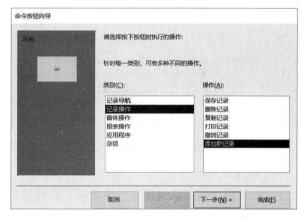

图 6.22　"药品信息录入"窗体的设计视图　　　图 6.23　"命令按钮向导"对话框

（3）在下一步"命令按钮向导"对话框中，选择在按钮上显示文本"添加新记录"，单击"下一步"按钮。

（4）在后续"命令按钮向导"对话框中，单击"完成"按钮即可完成"按钮"控件的添加。

（5）参照上述方法，依次在"窗体页脚"区添加其他 3 个"按钮"控件，如图 6.24 所示。切换到窗体视图即可得到如图 6.25 所示的效果。

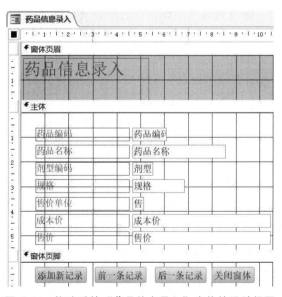

图 6.24　修改后的"药品信息录入"窗体的设计视图

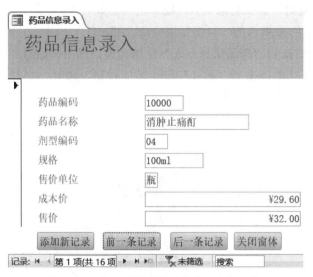

图 6.25　修改后的"药品信息录入"窗体

3. 利用"药品信息录入"窗体编辑"药品信息"表数据

（1）利用"药品信息录入"窗体向"药品信息"表中输入新记录。

①以窗体视图打开"药品信息录入"窗体，如图 6.25 所示，单击"添加新记录"按钮，在上方文本框中输入相应字段值即可。

②打开"药品信息"表，即可看到在窗体中输入的新记录已经出现在"药品信息"表中。

（2）利用"药品信息录入"窗体修改"药品信息"表数据。

①以窗体视图打开"药品信息录入"窗体，通过"前一条记录"或"后一条记录"按钮，定位到需要修改的记录，在上方文本框中修改相应字段值即可。

②打开"药品信息"表，即可看到其中相应数据已被修改。

4. 使用"报表向导"创建名为"平均值"的报表（最终效果如图 6.26 所示）

该报表需要用到"药品信息"表和"药品剂型"表中的字段，并按"剂型名称"字段分组统计"成本价"和"售价"字段的平均值。操作步骤如下。

（1）单击"创建"选项卡的"报表"组中的"报表向导"按钮，弹出"报表向导"对话框。

（2）把"药品信息"表中的"药品名称""规格""售价单位""成本价"和"售价"字段以及"药品剂型"表的"剂型名称"字段添加到"选定字段"列表框，单击"下一步"按钮。

（3）在下一步"报表向导"对话框中，选择查看数据的方式为"通过药品剂型"，将按"剂型名称"分组，单击"下一步"按钮。

（4）在下一步"报表向导"对话框中，不需再添加分组级别，直接单击"下一步"按钮。

（5）在后续"报表向导"对话框中，选择"汇总选项"按钮，计算不同剂型药品"成本价"和"售价"的平均值。确定后单击"下一步"按钮，使用默认布局。再单击"下一步"按钮，指定报表名为"平均值"，单击"完成"按钮即可创建如图 6.26 所示报表。

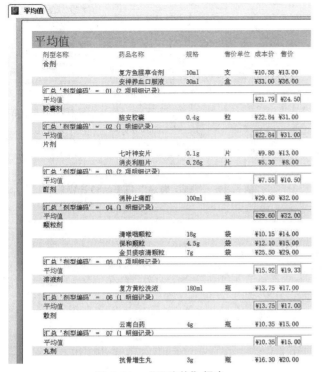

图 6.26 "平均值"报表

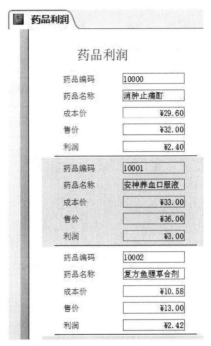

图 6.27 "药品利润"报表

5. 使用设计视图创建名为"药品利润"的报表（最终效果如图 6.27 所示）

该报表以查询"药品利润"为数据源，操作步骤如下。

（1）单击"创建"选项卡的"报表"组中的"报表设计"按钮，打开报表的设计视图。

（2）单击"设计"选项卡的"工具"组中的"属性表"按钮，打开"属性表"对话框。设置报表对象的"数据"选项卡的"记录源"为查询"药品利润"，如图 6.28 所示。

（3）单击"设计"选项卡的"工具"组中的"添加现有字段"按钮，打开"字段列表"任务窗格。从中选择相应字段，将其拖到报表设计视图的"主体"区。

（4）单击"设计"选项卡的"控件"组中的"标签"控件，将其添加到"页面页眉"区。编辑控件内容为"药品利润"。

（5）单击"设计"选项卡的"控件"组中的"直线"控件，将其添加到"主体"区下方。最终设计好的报表设计视图如图 6.29 所示。以"药品利润"为名保存，切换到报表视图即可得到如图 6.27 所示报表。

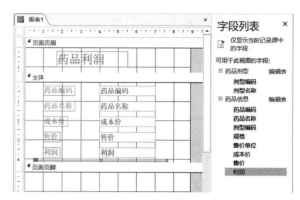

图 6.28　报表的"属性表"　　　　　图 6.29　"药品利润"报表的设计视图

第7章

多媒体技术基础

实验 1 Audition 音频处理

【实验目的】

(1) 了解 Audition 音频处理软件的界面和基本操作方法。

(2) 掌握应用 Audition 导入音频、保存音频的方法。

(3) 掌握应用 Audition 进行音频编辑的方法。

(4) 掌握应用 Audition 进行音频特效设置的方法。

(5) 掌握应用 Audition 进行多轨道编辑的方法。

【实验内容】

Audition 是 Adobe 公司推出的一个功能强大的专业数字音频编辑软件,利用它可以对数字音频进行播放、录制、编辑、特效设置及格式转换,以及多轨道编辑等处理。Audition CS6 是目前较为流行的版本,功能完善,操作简便,对软硬件系统要求不高,兼容性良好,本实验将以此版本为基础进行操作。其主界面如图 7.1 所示。

1. Audition 基本操作

(1) 运行 Audition CS6,观察并了解其主界面的构成,单击各项菜单,初步了解其主菜单内的选项情况。

(2) 单击"文件"菜单中的"打开"或"导入"命令,或在文件窗口中右击,选择"打开"或"导入"命令,在打开的对话框中选择素材文件夹中的"医学生誓言.mp3"文件,在软件中打开此音频文件(如在右边的波形窗口未出现波形,双击文件窗口中的音频对象即可打开)。在编辑窗口尝试将编辑条移动到音频中间位置,使用下方的操作按钮就可以从编辑条位置开始试听或停止试听(也可使用键盘的空格键进行播放或停止操作)。如需调整音频的显示比例或当前显示位置,可以使用上方的音频滚动条区域进行调整,也可以使用鼠标的滚轮进行波形比例的调整。

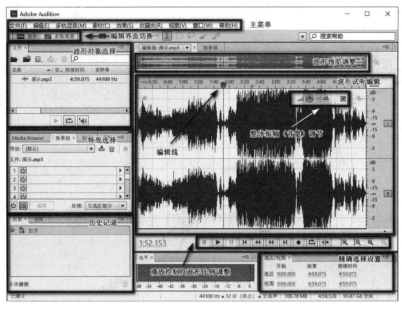

图 7.1　Audition 软件主界面

（3）尝试使用鼠标选择音频内的某个具体部分（如需精确选择，可以使用下方的"选区/视图"工具栏，通过输入具体时间数据进行）。在选择的区域上右击，尝试对选择的音频段落进行剪切、复制、复制为新文件（选择的音频作为新的音频对象生成在文件窗口中）、粘贴、裁剪（将选择的音频外的音频内容全部删除，只保留选择部分的音频）、静默（将选择的音频清空，但是保留时间）等基本编辑操作。例如，素材音频前面有个杂音，可以在选择后通过剪切或静默去除掉。

（4）尝试调整音频效果，可以使用音量控制浮动面板调节音频整体音量，也可以使用淡入、淡出调整块调整淡入、淡出效果，如图 7.2 所示。调整完毕后试听音频。

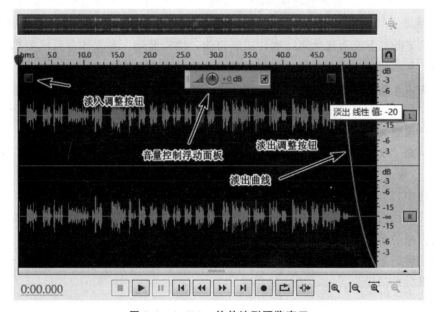

图 7.2　Audition 软件波形预览窗口

（5）使用"文件"菜单的"另存为"命令将调整好的音频分别另存为 WAV 格式和不同格式设置的 MP3 格式（见图 7.3），对比生成的文件的大小，试听不同的文件，对比音质的区别。

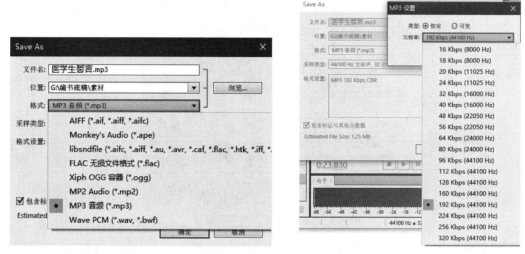

图 7.3　Audition 保存格式和 MP3 格式设置选项

2. Audition 特效设置

（1）再次在 Audition 中打开"医学生誓言 .mp3"素材。

（2）在软件左侧中间窗口选择"效果组"面板，单击编号后方的三角形图案可以添加音频特效到"效果组"中。添加效果后可以直接播放音频试听效果，可以通过单击效果编号前方的开关按钮打开或关闭效果，可以双击效果修改效果设置，在"效果组"中可以同时添加多个效果组合。常用的效果有增幅（调节整体音量，与音量调节面板功能类似）、消除齿音（消除人声中的齿音）、模拟延迟、图示均衡器（调节音频各频段的增益，以达到某种风格的效果）、自适应降噪（消除音频中的噪声）、室内混响（模拟室内声音效果）、人声增强等。如需移除效果，可在"效果组"中不需要的效果上右击，在弹出的快捷菜单中选择"移除"命令，如图 7.4 和图 7.5 所示。

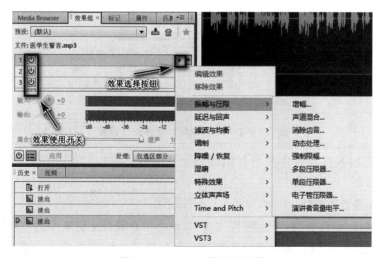

图 7.4　Audition 效果组设置

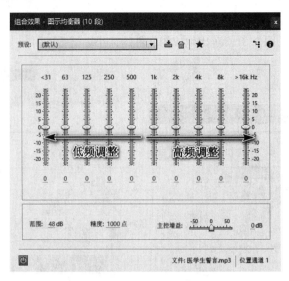

图 7.5 Audition 图示均衡器设置

（3）在 Audition 中，某些特效是不支持加入"效果组"的，如常用的标准化（将音频的整体音量根据标准自动设定调节）、伸缩与变调（根据需要改变音频的速度或音调）等，如图 7.6 所示，这些特效需要在"效果"菜单中选择使用，使用时可以用设置窗口下方的"播放"按钮试听音频。需要注意的是，使用菜单设置特效时，单击"确定"按钮后将直接修改音频，无法像"效果组"中的效果一样关闭或移除，只能通过撤销操作撤销效果。

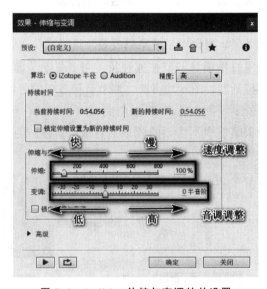

图 7.6 Audition 伸缩与变调特效设置

（4）尝试使用各种特效将素材音频调整至满意状态，以"医学生誓言（改）.mp3"为文件名另存音频。

3. Audition 多轨道编辑

（1）导入前面保存的"医学生誓言（改）.mp3"及素材文件夹中的"春水.mp3"。

（2）单击工具栏中的"多轨混音"按钮，使用默认的设置新建一个名为"配乐誓言"

的多轨混音，如图 7.7 所示。

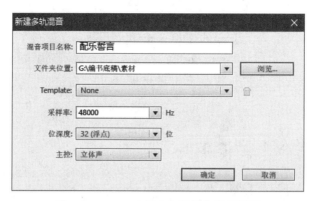

图 7.7 Audition 新建多轨混音设置界面

（3）将"春水"拖动到轨道 1 上，在第 0 s 开始。将"誓言"拖动到轨道 2 上，在第 6 s 左右开始。

（4）试听音频，使用轨道 1 和轨道 2 的音量按钮分别调节两个轨道的音量，使两个音频听起来协调。

（5）使用"长度调节"按钮从尾部将"春水"缩短为 1∶02 左右，使用"春水"波形尾部的淡出调整按钮使音频结束时产生淡出效果，如图 7.8 所示。

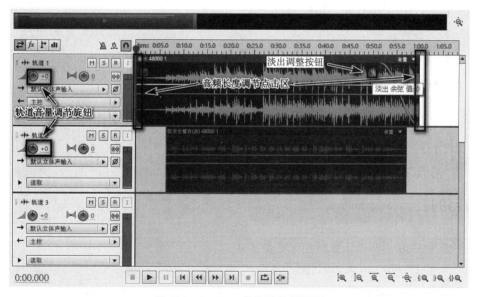

图 7.8 Audition 多轨道编辑界面

（6）试听音频，满意后单击"文件"菜单下的"导出"→"多轨混缩"→"完整混音"命令，打开"导出多轨缩混"对话框，根据需要设置导出的类型和格式（与"另存为"基本一致），将多轨道音频缩混为单一音频文件输出，如图 7.9 所示。

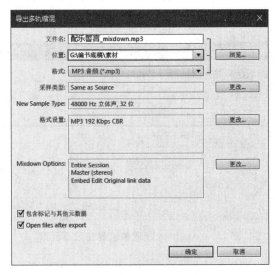

图 7.9　Audition 导出多轨缩混界面

【验证性实验】

（1）使用智能手机录制或在网上自行下载音频素材。

（2）在 Audition 中打开、编辑素材。

（3）尝试各种音频特效。

（4）使用多轨模式制作更为复杂的音频缩混。

实验 2　Photoshop 图像处理

【实验目的】

（1）了解 Photoshop 界面和基本操作方法。

（2）掌握 Photoshop 工具栏操作。

（3）掌握 Photoshop 滤镜使用方法。

（4）掌握 Photoshop 画笔设置及使用方法。

（5）掌握 Photoshop 文字工具的使用方法。

（6）掌握在 Photoshop 中图层的操作。

（7）熟悉在 Photoshop 中进行抠图的方法。

（8）熟悉在 Photoshop 中进行图片变形的方法。

（9）熟悉在 Photoshop 中保存文件的方法和注意事项。

【实验内容】

Photoshop 是 Adobe 公司推出的一个功能强大的专业图片编辑处理软件，利用它可以对数字图像做各种变换，如放大、缩小、旋转、倾斜、镜像、透视等；也可进行复制、去除斑点、修补、修饰图像的残损；还可以进行图像合成、校色调色，以及图像的特效创意和特效字的制作。Photoshop CS6 是目前较为流行的版本，其功能完善，操作简便，对软硬件系统要求不高，兼容性良好，本实验将以此版本为基础进行操作。

制作一幅护士节的庆祝海报

（1）运行 Photoshop CS6，观察并了解其主界面的构成，查看各项菜单，初步了解其主菜单内的选项情况，如图 7.10 所示。

（2）单击"文件"按钮，选择"新建"命令，新建一个尺寸为 1 920 像素×1 080 像素、名称为"海报"的图片文件，如图 7.11 所示。

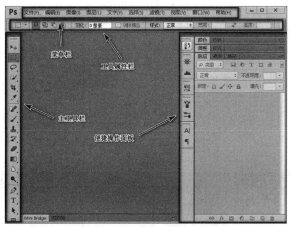

图 7.10　Photoshop 软件主界面

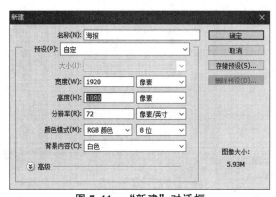

图 7.11　"新建"对话框

（3）在工具栏中选择"渐变工具"，单击工具设置栏中的"编辑渐变"，使用色标将渐变设置为蓝白渐变，在图像的背景层由右上角向左下角填充一个蓝白渐变，如图 7.12 所示。

（4）单击"图层"按钮，选择"新建图层"命令，新建一个名为"爱心"的图层。

（5）在工具栏中选择"画笔工具"，使用工具栏中的"画笔预设（笔尖选取）工具"，单击"设置"按钮，选择混合画笔，然后选择五角星形状的笔尖，大小设置为20。单击"切换画笔面板"按钮打开画笔设置面板，在面板中勾选并设置形状动态、散布、颜色动态（注意，应勾选"应用每笔尖"复选框），在工具栏设置前景色为红色，在图层面板单击"爱心"图层，使用"画笔工具"在"爱心"图层上绘制一个爱心的形状（注：如果在绘制的时候不满意，可以使用历史记录工具栏退回之前的步骤），如图7.13～图7.15所示。

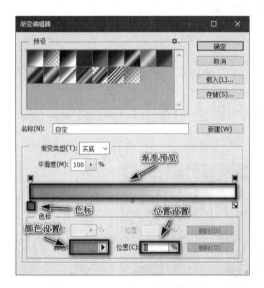

图 7.12　Photoshop 渐变编辑器

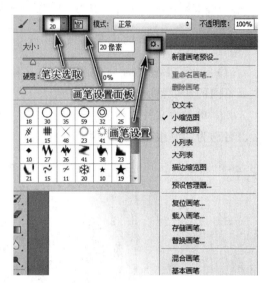

图 7.13　Photoshop "画笔工具"属性栏设置

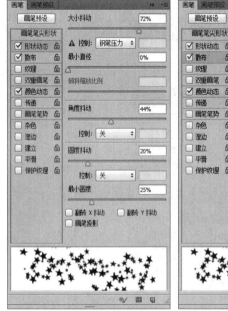
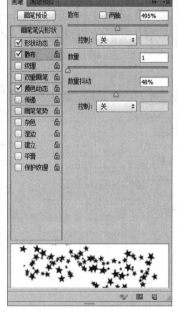
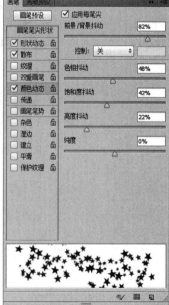

图 7.14　Photoshop 画笔面板的形状动态、散布、颜色动态设置

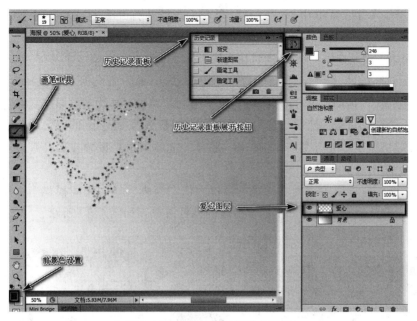

图 7.15　使用画笔绘制爱心形状

（6）选择"爱心"图层，使用"编辑"菜单中的"自由变换"（Ctrl＋T）命令调整爱心的大小和位置，调整完毕后随便单击一个工具，选择"应用变换"（或按 Enter 键确认），如图 7.16 所示。

（7）在工具栏中选择"横排文字工具"，在工具设置栏设置字体、字形、字号、颜色，在图像上单击，在出现光标后输入标题"南丁格尔"，使用"移动工具"将文字移动到合适的位置（如需精确移动，可以使用键盘的箭头按键；如需重新设置文字，再次选择"文字工具"后选定文字再进行设置）。

（8）在图层面板中新出现的南丁格尔文字图层上右击，选择"混合"命令，在打开的设置面板中勾选并设置投影，以使标题层产生立体的投影效果，如图 7.17 所示。

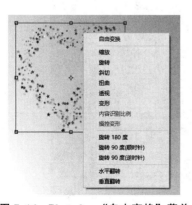

图 7.16　Photoshop "自由变换"菜单

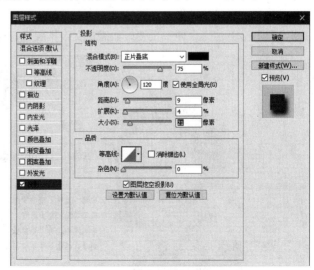

图 7.17　Photoshop 投影设置

（9）使用"文件"菜单中的"打开"命令，选择并打开素材文件夹中的"南丁格尔.jpg"文件。

（10）使用"快速选择工具"，通过在头像上拖动鼠标选取头像（可以在选择部分区域后按 Shift 或 Alt 键同时操作鼠标对选区进行增加或减少），如图 7.18 所示。选择完毕后，按住 Ctrl 键不放，将头像拖动到图片海报的标题上，就可以将选区作为新的图层复制到海报中。

（11）选择头像图层，使用"自由变换工具"调整头像的大小和位置（在自由变换时，可以通过右键快捷菜单进行翻转），使用"混合"选项勾选并设置投影，直接在图层面板调整头像图层的不透明度为 70%。

（12）选择头像图层，使用"滤镜"菜单中的"模糊"→"光圈模糊"命令，聚焦到头像的面部，调整清晰范围，产生面部清晰的模糊效果，如图 7.19 所示。

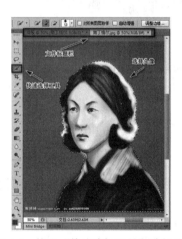

图 7.18　使用"快速选择工具"选择头像

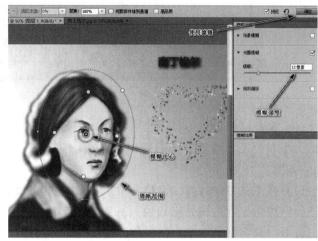

图 7.19　光圈模糊设置

（13）打开素材文件的"誓词.txt"文件，选择并复制护士誓词。使用步骤（7）和（8）的方法将文字粘贴到图像中，并调整大小、位置、混合效果、不透明度，如图 7.20 所示（注：中英文最好分开加入，便于设置，如需对文字排版进行详细设置，可以打开字符设置窗口）。

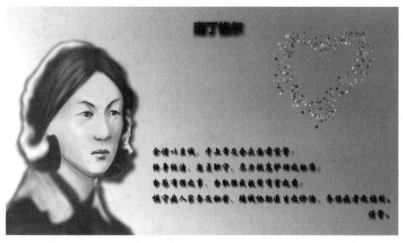

图 7.20　海报最终效果

（14）在图层面板中可以通过上下拖放图层调整图层叠放次序，可以通过"查看"图标打开或关闭图层。

（15）设计完毕后，可单击"文件"按钮，选择"存储为"命令，在打开的对话框中先将图像存储为 PSD 格式（PSD 是 Photoshop 的专用格式，可以保存图层、通道、路径等信息以便于日后修改图像）。然后再次选择"存储为"，在打开的对话框中将图像存储为 jpg 格式，保存时可以选择不同的图像质量，保存完毕后可以观察对比生成文件的大小和图像质量。

【验证性实验】

（1）使用手机拍摄或者在网上自行下载一些图像素材在 Photoshop 中打开。
（2）尝试各种滤镜效果。
（3）尝试各种画笔效果。
（4）尝试各种色彩调整效果。

实验 3　Premiere 处理

【实验目的】

（1）了解 Premiere 界面和基本操作方法。
（2）掌握 Premiere 项目和序列创建的方法。
（3）掌握 Premiere 元素对象导入及基本编辑技巧。
（4）掌握 Premiere 字幕对象的创建和使用方法。
（5）掌握 Premiere 视频特效的使用和设置方法。
（6）掌握 Premiere 视频切换特效的使用和设置方法。
（7）了解在 Premiere 中制作关键帧动画的基本方法。
（8）熟悉在 Premiere 中渲染输出视频的基本方法。

【实验内容】

Premiere，简称 PR，是 Adobe 公司推出的一款常用的视频编辑软件。它易学、高效、精确，提供了包括采集、剪辑、调色、美化音频、字幕添加、输出在内的一整套视频制作流程，并且可以和其他 Adobe 软件联动，共同处理同一事务，是视频编辑爱好者和专业人士常用的视频编辑工具。Premiere CS6 是目前较为流行的版本，其功能完善，操作简便，对软硬件系统要求不高，兼容性良好，本实验将以此版本为基础进行操作。Premiere 软件主界面如图 7.21 所示。

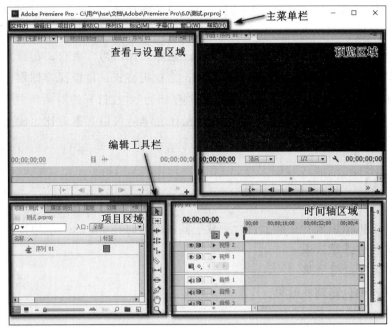

图 7.21　Premiere 软件主界面

制作一段医学生誓言的视频片段

（1）运行 Premiere CS6，在弹出的对话框中选择"新建项目"，设置项目保存的位置及名称，确定后在弹出的"新建序列"对话框中选择"序列预设"选项卡中的"DVCPROHD"→"720p"→"DVCPROHD 720p60"格式，单击"确定"按钮即可进入软件的主窗口并得到新建的"序列 01"，如图 7.22 和图 7.23 所示。

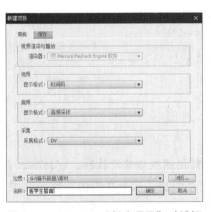

图 7.22　Premiere"新建项目"对话框

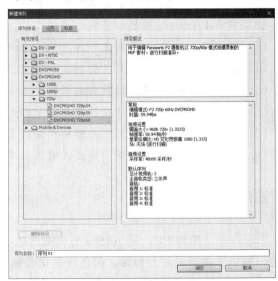

图 7.23　Premiere"新建序列"对话框

（2）单击"文件"按钮，选择"导入"命令，或在项目窗口空白处右击，选择"导入"命令，然后在打开的对话框中选择素材文件夹中的"片头""视频 01""视频 02""视频 03""图片""医学生誓言""春水"等素材文件，将这些素材文件导入项目窗口中。

（3）从项目窗口中将"片头"对象拖动到"视频 1"轨道，在时间轴的对象上右击，选择"解除视音频链接"命令，然后在"音频 1"轨道删除"片头"自带的音频。

（4）将"医学生誓言"由项目窗口拖动到"音频 1"轨道，将"春水"拖动到"音频 2"轨道。在对象上直接拖动可以调整对象位置（出现的时间），使用对象两端的按钮可以调整对象的长短，使用左上角的调音台控制面板可以调节各个轨道的音量。调整这两个音频对象的位置、长短和音量至合适状态，调整过程中可以单击"播放"按钮试听效果，如图 7.24 所示。

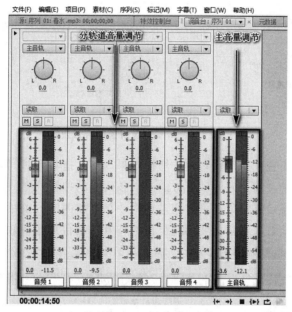

图 7.24　Premiere 调音台

（5）将"视频 01""视频 02""视频 03"对象及"图片"由项目窗口逐个拖动到时间轴的"视频 1"轨道上，根据需要调整各个视频对象的位置、长短（调整方法与调整音频对象类似），将视频整体调整为与音频长度相同，如图 7.25 所示。

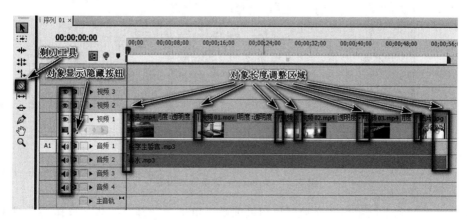

图 7.25　Premiere 时间轴调整

（6）选择工具栏中的"剃刀工具"，在时间轴的"视频 02"对象上约前 3 s 处单击，将视频对象分割为两段。在工具栏中单击"选择工具"，然后在项目窗口中选择效果面板，在其中找到视频特效中的"模糊和锐化"下的"摄像机模糊效果"，将其拖动到时间轴的"视频 02"对象前段上，即可将此段视频设置为摄像机模糊效果。可以在选择视频段落后使用左上方的特效控制台调整特效的参数（模糊百分比），如图 7.26 所示。

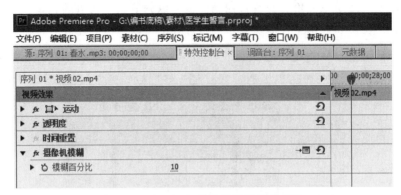

图 7.26　Premiere 摄像机模糊特效设置

（7）在效果窗口中查找一些感兴趣的切换效果，将其拖动到时间轴上两个视频对象之间，形成视频切换效果，使用时间轴下方的滚动条两端的按钮调整时间轴比例，放大视频对象切换处，找到切换效果对象，可以通过切换效果对象两端的按钮调整切换效果的持续时间，也可以选择切换效果对象后使用左上角的特效控制台对切换效果进行参数设置。在所有的视频切换处都设置某种切换效果，如图 7.27 所示。

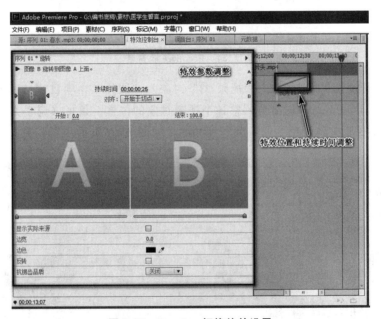

图 7.27　Premiere 切换特效设置

（8）将时间轴上的编辑线拖动到视频最前端，单击"字幕"按钮，选择"新建一个默认静态字幕"命令，在打开的字幕编辑窗口中输入标题"医学生誓言"，根据需要调整字幕的格式。调整完毕后，将字幕对象拖动到时间轴上的"视频 2"轨道中，根据需要调整字幕对象的出现时间和持续时间，如图 7.28 所示。

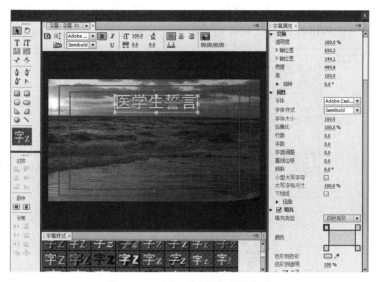

图 7.28　Premiere 字幕设置窗口

（9）将时间轴上的编辑线拖动到视频最前端，选择时间轴上的字幕对象，在左上角的特效控制台展开字幕对象的运动参数、打开位置和缩放参数的切换动画状态。将时间轴拖动到视频第 4 s 左右，使用参数后方的"添加关键帧"按钮分别在"位置"和"缩放"两项参数上添加关键帧，使用"跳转"按钮跳转到第 1 关键帧，将垂直位置和缩放参数都调整为 0。播放视频，查看效果（可使用空格键播放或暂停视频），如图 7.29 所示。

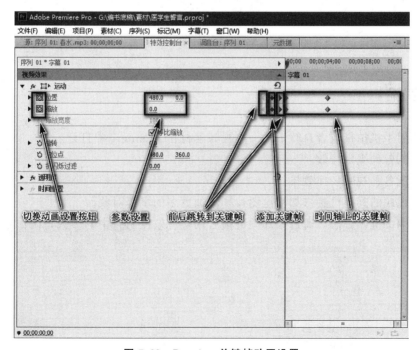

图 7.29　Premiere 关键帧动画设置

（10）所有对象和效果都调整完毕后，单击"文件"按钮，选择"导出"选项中的"媒体"，在打开的设置窗口中设置导出格式（H.264）、预设（HD 720p 29.97）、输出名称（输出视频文件保存的位置和文件名），单击"导出"按钮后即可将编辑的视频导出为视频文件，导出完毕后可使用播放软件播放生成的视频文件，如图 7.30 所示。

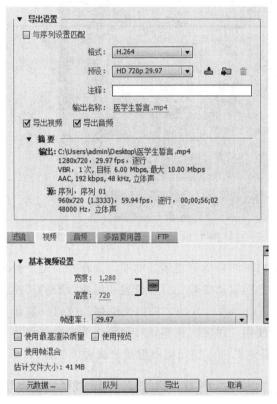

图 7.30　Premiere 导出设置

【验证性实验】

（1）使用手机拍摄或者自行下载一些视频素材在 Premiere 中打开。

（2）尝试各种视频特效。

（3）尝试各种视频切换效果。

（4）在视频的其他位置（如片尾图片）添加更多的字幕对象。

（5）使用关键帧方法，通过添加关键帧后调整特效控制台中的参数，制作各种关键帧动画效果。